イラストで解る

おうちで毒出し！ アーユルヴェーダ

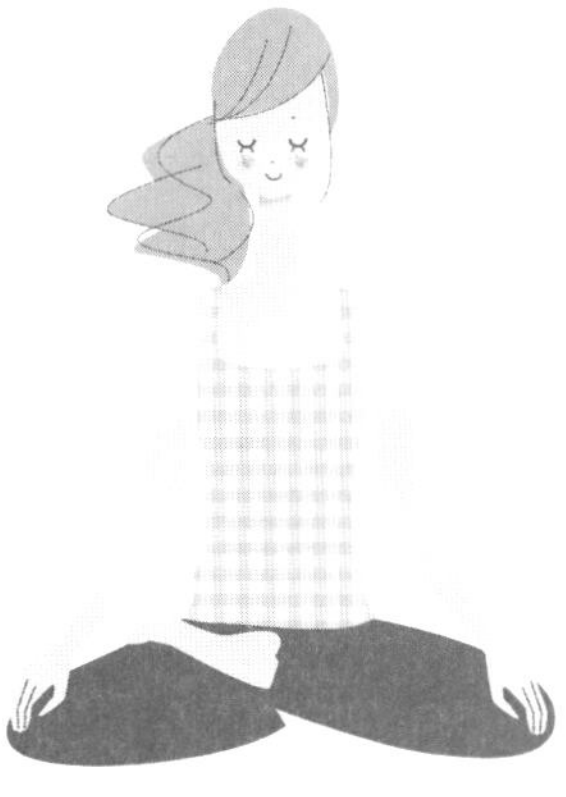

アーユルヴェーダ・マスター
西川眞知子

絵：碇優子

二見書房

はじめに

みなさんは「アーユルヴェーダ」をご存じですか？
「聞いたことはあるけど、内容まではよくわからない」
という人が多いのではないでしょうか？

アーユルヴェーダは、インドで生まれた伝統医学です。「医学」とはいっても、現代医学のように病気を治すことが中心ではなく、病気にならないよう普段の生活をととのえる知恵に重きをおいています。

その極意を一言でいえば、「毒出し」。アーユルヴェーダでは、たまってしまった毒素が、体や心の不調を引き起こし、やがて病気の元となると考えます。

とくに、現代生活は、体によくない食事や生活習慣、ストレスなどなど、毒の元がたくさん！　知らず知らずのうちに毒素をためてしまい、体調をくずしたり、慢性的な不調を抱えている人であふれています。

そこで、毒素を効果的に体外に排出（デトックス）し、免疫力や自然治癒力を

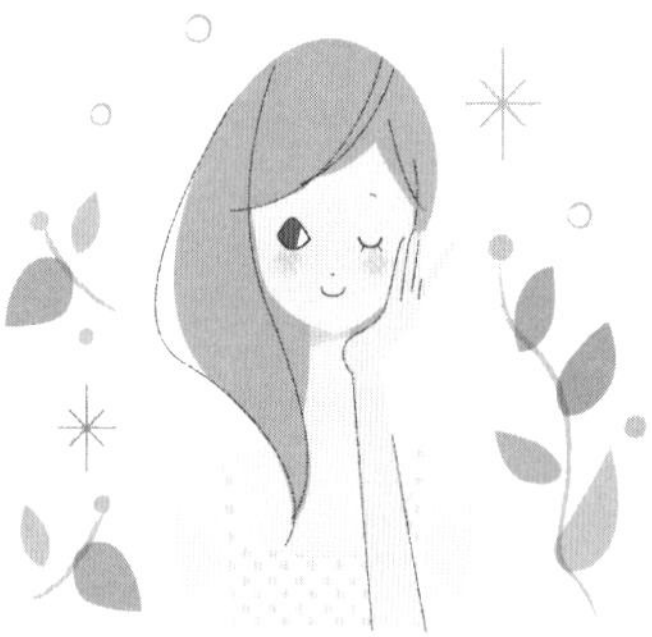

高めることが大切になってくるのです。

アーユルヴェーダには、1日の過ごし方や食事、ヨーガ、マッサージ、美容、アロマ、カラー、風水まで、毎日の生活のさまざまな場面で、毒出しをして健康的にイキイキと過ごす教えが数多くあります。私は、これらの教えを「おうちアーユルヴェーダ」と名づけて、講座やセミナーなどでたびたびご紹介してきました。

本書では、その具体的な内容を、たくさんのイラストを用いてご紹介しています。はじめての方でもわかりやすいように、難しい専門用語は使わず、「楽しく、わかりやすく、実践しやすく」をテーマにしました。

毒出しをして、体が変わってくると、毎日が楽しくなってきます。スリムになり、肌や髪の輝きも増すなど、外見もどんどん変わってきます。楽しく、美しく、イキイキとした毎日を送るヒントとして、できるところからアーユルヴェーダを取り入れていただけるとうれしいです。

西川眞知子

contents

2 はじめに

PART 1 過ごし方編

10 アーユルヴェーダ的1日の流れ
12 アーユルヴェーダ的朝の過ごし方
16 アーユルヴェーダ的昼の過ごし方
18 アーユルヴェーダ的夜の過ごし方
20 〈コラム〉 春夏秋冬の過ごし方

PART 2 ごはん編

22 アーユルヴェーダごはんに大切な8つのこと
24 最強の毒出しドリンク・白湯を飲む
26 よく使われるスパイス&ハーブの効果
28 スパイスティー&ハーブティーを召し上がれ

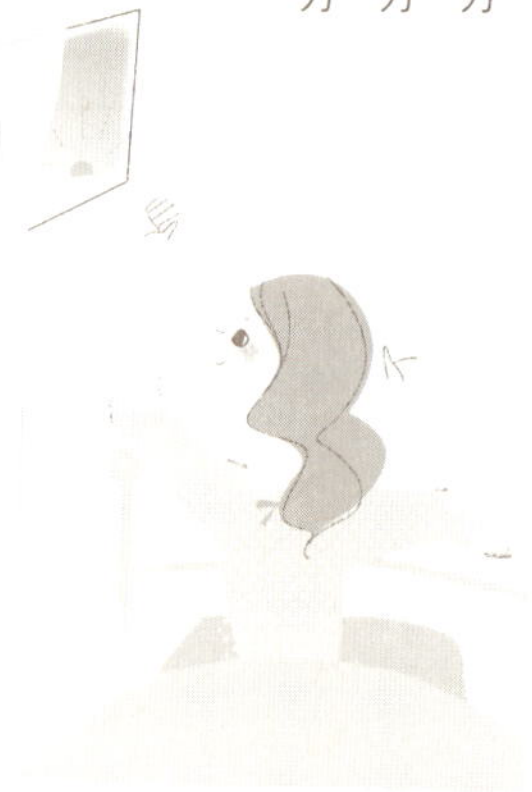

30 毒出し効果大！ ブレンドスパイス「トリカトゥ」
32 万能スパイス・ショウガを使いこなす
34 アーユルヴェーダ的食べ合わせ
36 毒出し油・ギーを活用しよう
38 プチ断食で毒を出す
40 〈コラム〉 一品断食で毒を出す

PART 3 オイルマッサージ編

42 マッサージオイルの作り方とポイント
44 顔のオイルマッサージ
46 首・肩・腕のオイルマッサージ
48 お腹と腰のオイルマッサージ
50 足のオイルマッサージ
52 〈コラム〉 ガルシャナ

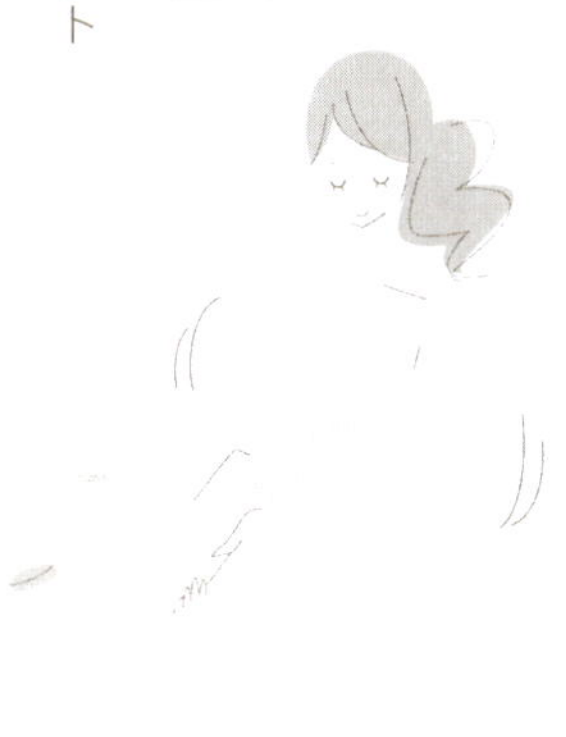

PART 4 美容編

54 毒出し美人のお風呂タイム
56 髪を解毒し、美しく保つために
58 アーユルヴェーダのヘッドマッサージ
60 天然成分でスキンケア
62 〈コラム〉 至福のシローダーラー

PART 5 ヨーガ編

64 目覚めスッキリ！ 朝のヨーガ
68 仕事の合間の気分転換・イスでできるヨーガ
72 1日の疲れをほぐす夜のヨーガ
74 心の毒出し・呼吸と瞑想
76 〈コラム〉 骨盤のゆがみに効くポーズ

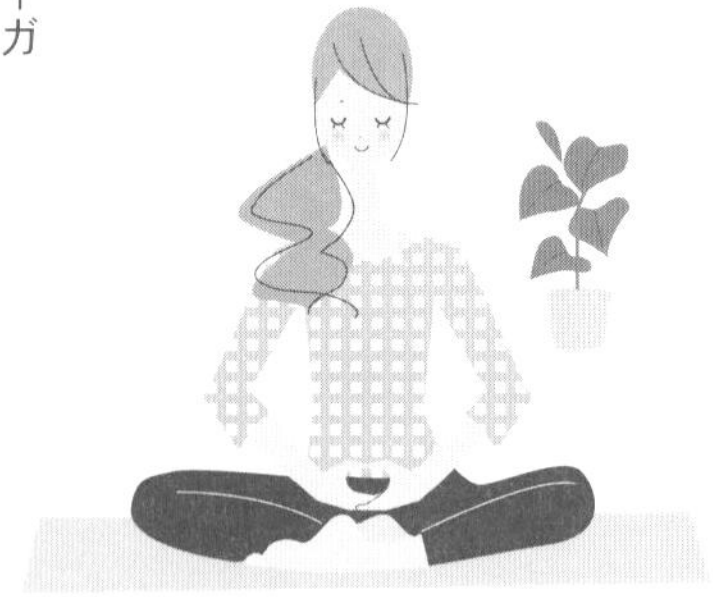

PART 6 生活編

78 舌のお掃除とごま油うがい
80 鼻洗浄と点鼻で鼻の毒出し！
82 アーユルヴェーダ風水
84 アーユルヴェーダのアロマテラピー
86 チャクラカラーで心と体のバランスをとる
88 〈コラム〉自分の脈を診てみよう

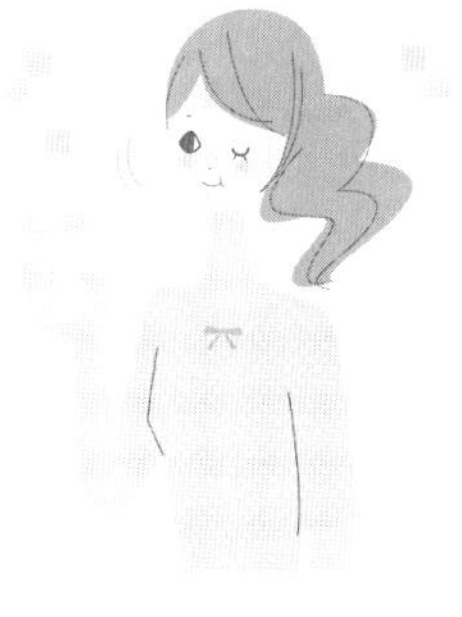

PART 7 セルフケア編

90 疲れやすい
91 眠れない
92 風邪
93 せき・のどの痛み
94 頭痛
95 吐き気・二日酔い
96 目の疲れ
97 花粉症
98 肌トラブル
99 冷え性
100 肩こり・腰痛
102 便秘
103 下痢
104 生理
105 その他

106 〈コラム〉耳と顔には全身がある

PART 8 もっとアーユルヴェーダ

108 そもそもアーユルヴェーダって何？
110 宇宙や人を構成する5つの要素
112 人の心や体を動かす3つのエネルギー
114 ヴァータの乱れをチェック！
116 ピッタの乱れをチェック！
118 カパの乱れをチェック！
120 もって生まれたエネルギーバランスを生きる
122 パンチャカルマとアーマ・パーチャナ
124 アーユルヴェーダ関連商品の問合せ先
126 アーユルヴェーダの治療が受けられるクリニック
アーユルヴェーダの施術が受けられるサロン
127 アーユルヴェーダが学べるスクール

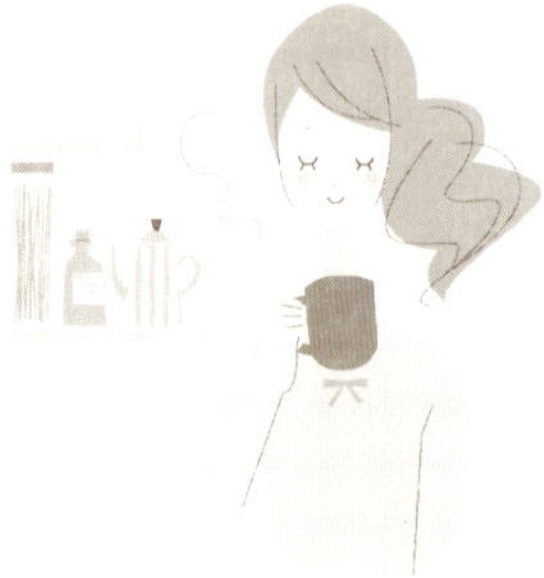

※商品写真のキャプションにある（ ）内は、問合せ先です。詳しくはp.124～125をご覧ください。

PART 1

過ごし方編

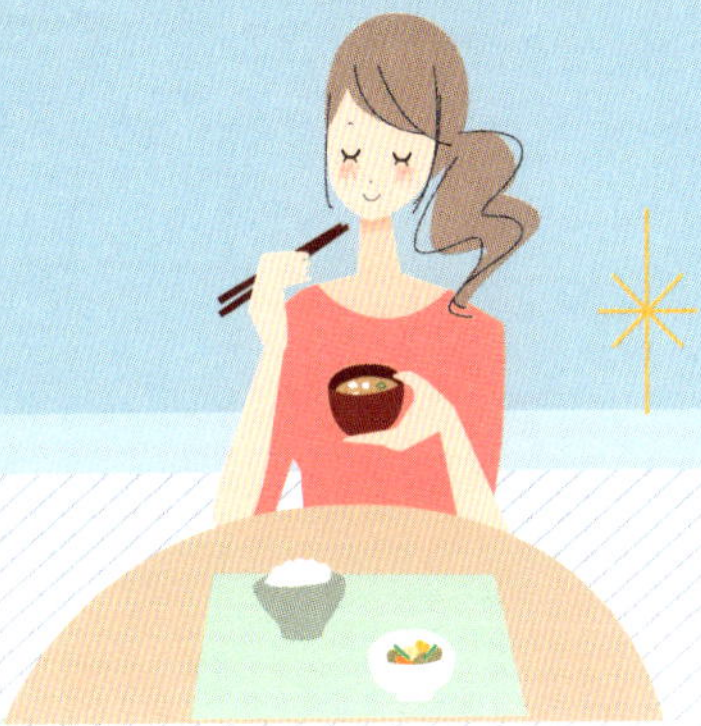

アーユルヴェーダ的 1日の流れ

アーユルヴェーダでは、この世に存在するすべてのものは「地、水、火、風、空《くう》」の5つの自然の要素でなりたっていると考えます（詳しくはp.110）。

時間もこれらの要素でなりたっています。そして、時間帯によって、影響力が強い要素が変わります。

たとえば、朝6時から10時までは、「地」が支配する時間。ギリギリに起きてせわしなく動くと、土が舞って周りが見えなくなってしまいますが、かといってゆったりしすぎると、重みで土が固まり、ますます鈍く緩慢に。安定した土の上をほどよいリズムで動くようにすれば、さわやかな1日のスタートになるでしょう。

アーユルヴェーダでは、左ページの図のように、1日24時間を6つの時間帯に分けて考えます。さらに、太陽が昇っている間の3つの時間帯をまとめて「太陽の時間」、夜の3つの時間帯をまとめて「月の時間」としています。

太陽の時間　燃える太陽の影響で、元気で行動的になる時間帯

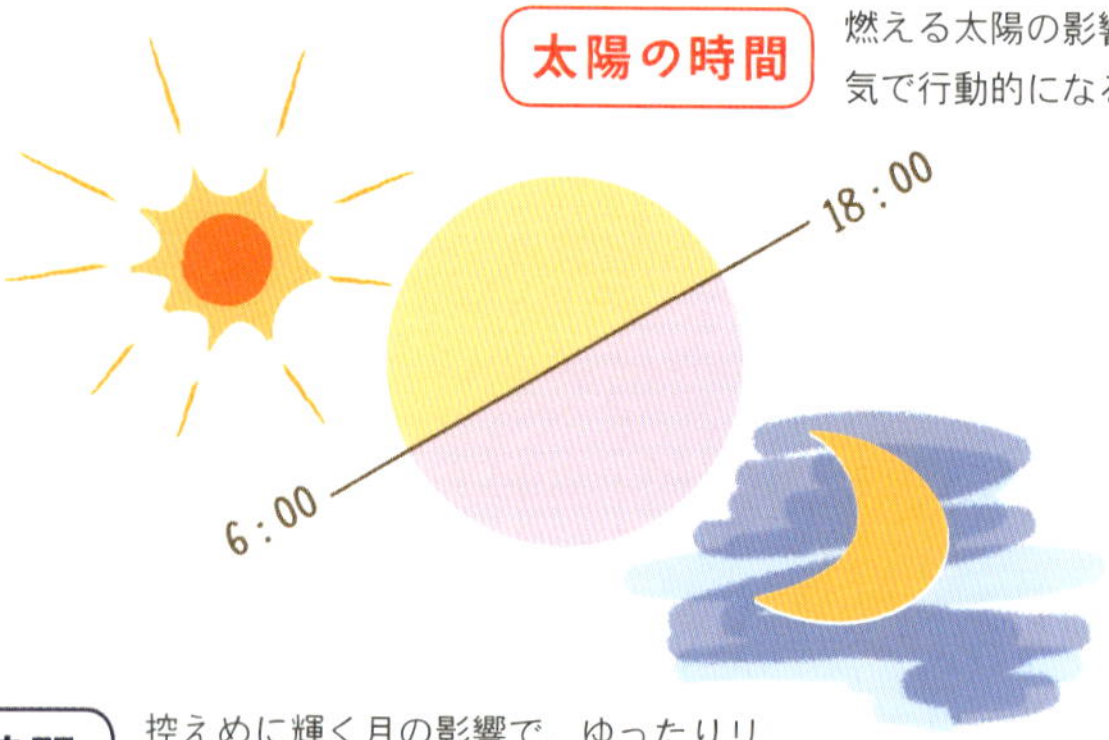

月の時間　控えめに輝く月の影響で、ゆったりリラックスし、精神性が高まる時間帯

「地」の時間

* どっしりとした安定感のエネルギーが支配する時間
* 体は重く動作は緩慢になりますが、ほどよいリズムで動きましょう
* 集中力は増すので、勉強するにはピッタリ

「火」の時間

* 太陽が強く照りつけ、自分の中の火ももっとも強くなる時間
* 頭の回転が速くなるので、難しい案件はこの時間に処理
* 攻撃的、破壊的になるので、ケンカになりそうな相手とは会わないように
* 燃やして別のものに変えるため、ランチはたっぷり食べてＯＫ

「風」の時間

* 吹く風のように、軽やかで行動力がアップする時間
* 営業や外回り、はじめての人に会うなら、この時間帯に
* 突風のように、発作的、衝動的になることも。無駄遣いや衝動買いに注意

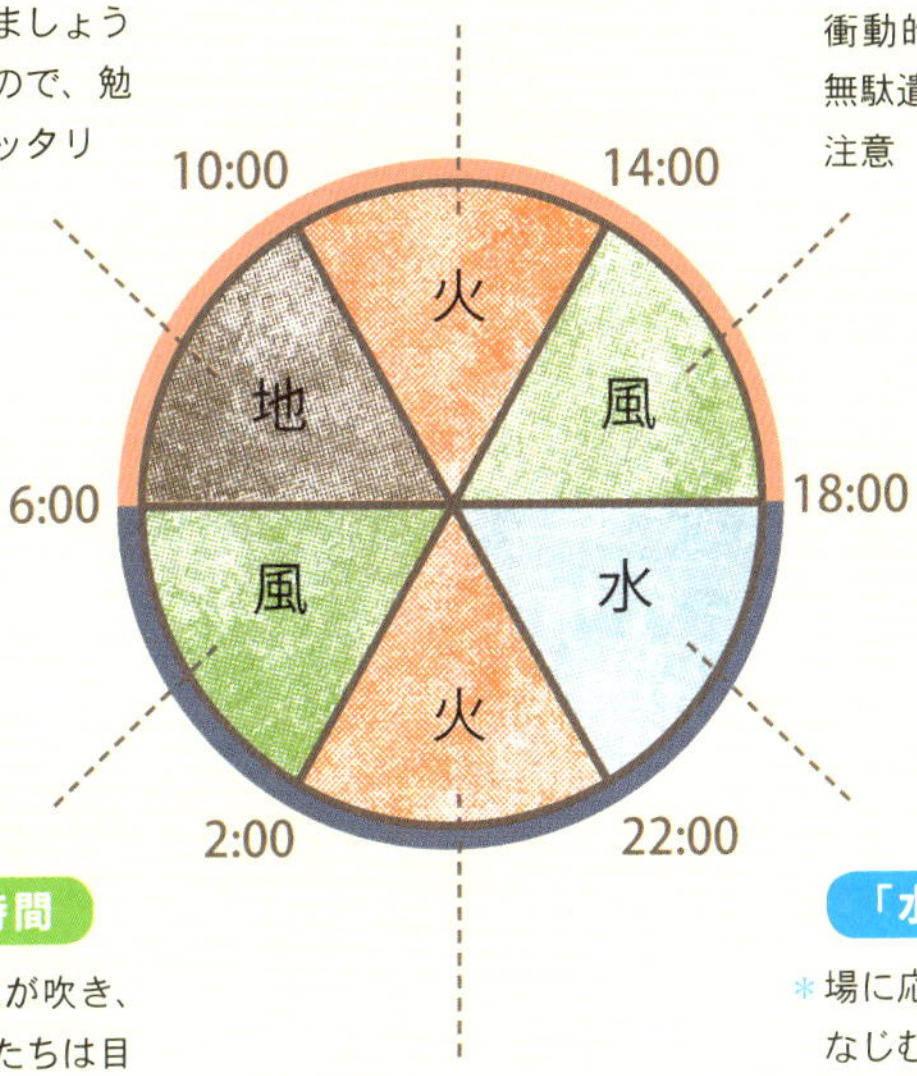

「風」の時間

* ザワザワと風が吹き、自然界の動物たちは目覚めはじめる時間帯
* ６時までに目覚めると、自然のリズムになじみます

「火」の時間

* 燃やして別のものに変える「代謝と変換」の働きで、ホルモンや酵素の分泌が活発になる時間
* 美容と健康のために、この時間は眠りについていたいもの

「水」の時間

* 場に応じて形を変えてなじむ「水」のように、やさしく、愛のエネルギーが高まる時間
* 気持ちがじっとりと沈み、ウツウツする時間でもあるので、リラックスを心がけて

アーユルヴェーダ的 朝の過ごし方

朝！　新しい1日の始まりです。アーユルヴェーダでは、朝は毒出しのベストタイム。睡眠中にたまった体内の毒素を排出して、すっきりキレイになりましょう。

朝に取り入れたい習慣はたくさんありますが、無理は禁物です。まずはお休みの日から、できることを少しずつ行なってみましょう。

1　日の出とともに起きる

アーユルヴェーダでは、日の出までに目覚めるのがベスト。夏は5時半前後、冬は6時前後ですが、早起きが苦手な人は、まずは前日より10分早く起きることから始めましょう。

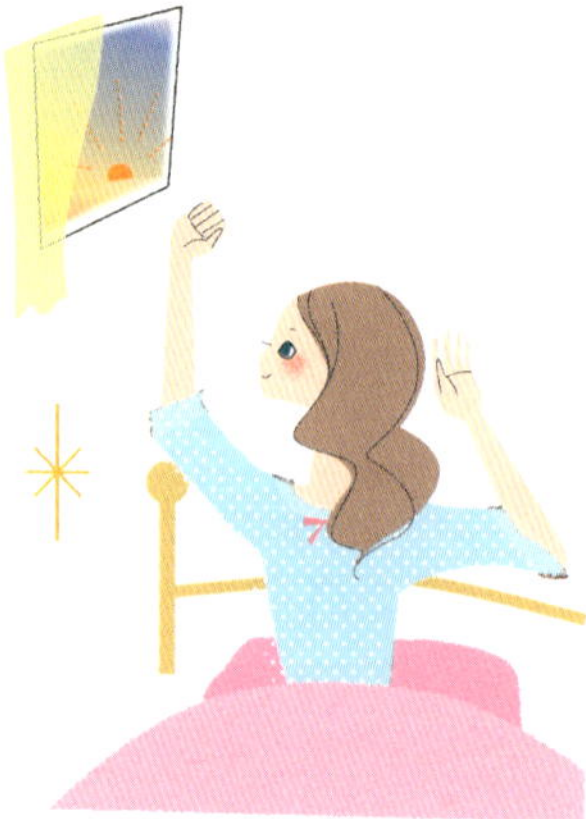

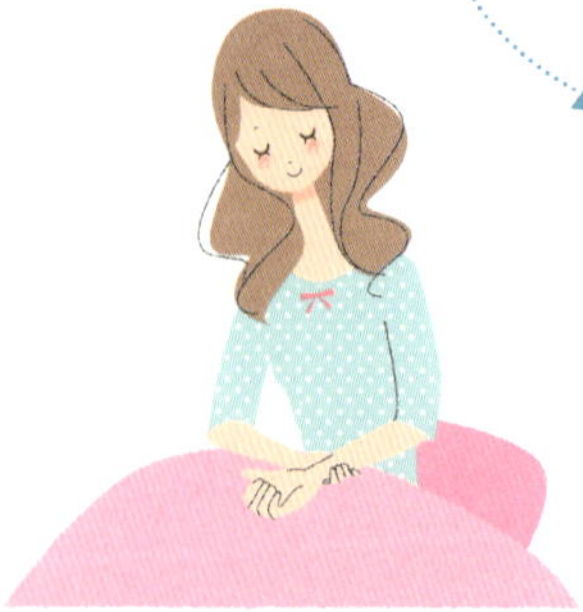

2　脈を診る→ p.88

自分の今日の体調を知るために、目が覚めたらベッドの中で脈を診ます。

3 部屋と体の換気をする

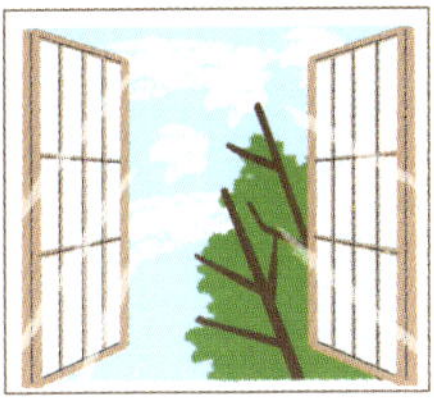

ベッドから出たら、窓を開けて外のエネルギーを取りこみます。ついでに、深呼吸をして体の中にも取りこみましょう。

4 舌のお掃除→ p.78

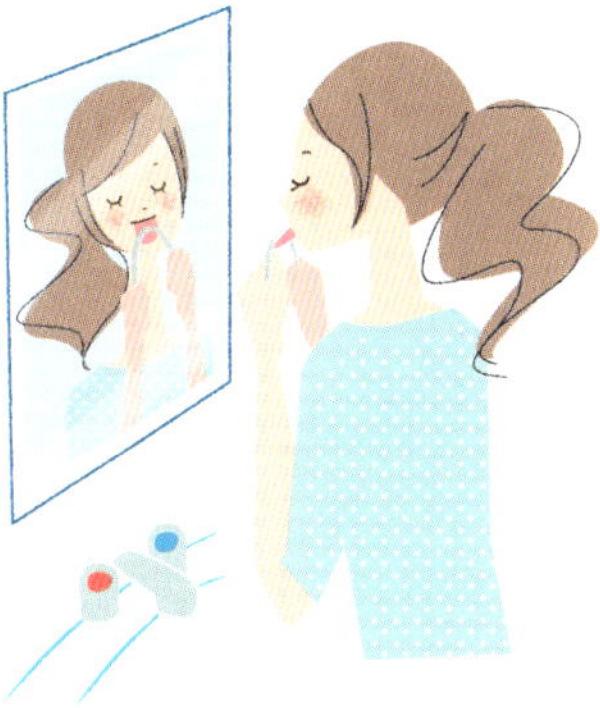

顔を洗い、歯をみがいたら、舌の上にたまった汚れを取ります。

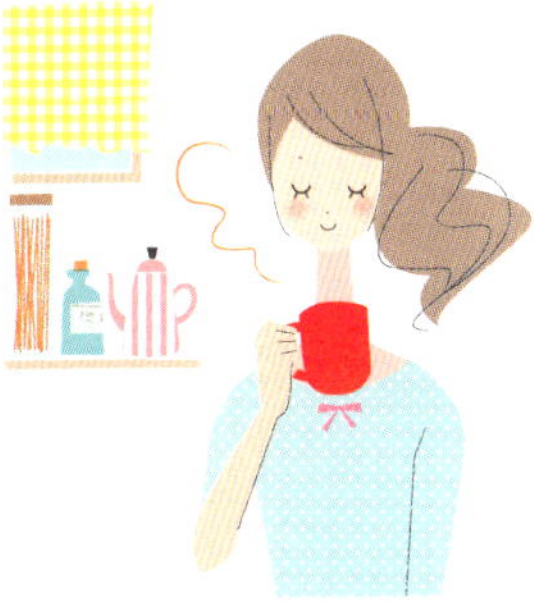

5 白湯《さゆ》を飲む→ p.24〜25

口の中がキレイになったら、白湯を飲んで体の中を浄化します。

6 しっかり排泄

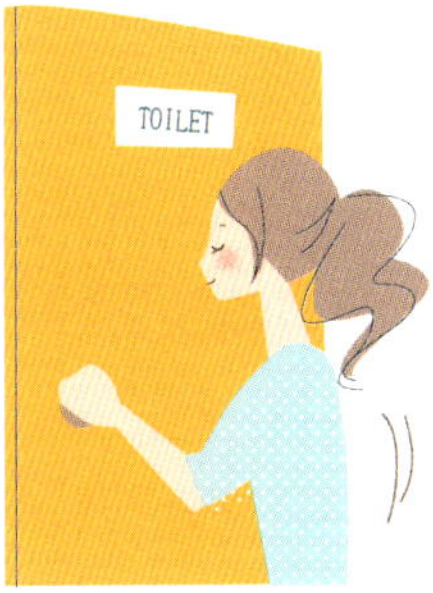

朝は排泄の時間帯。このときに排便があると理想的です。

✿＝これだけはぜひ取り入れてほしい習慣

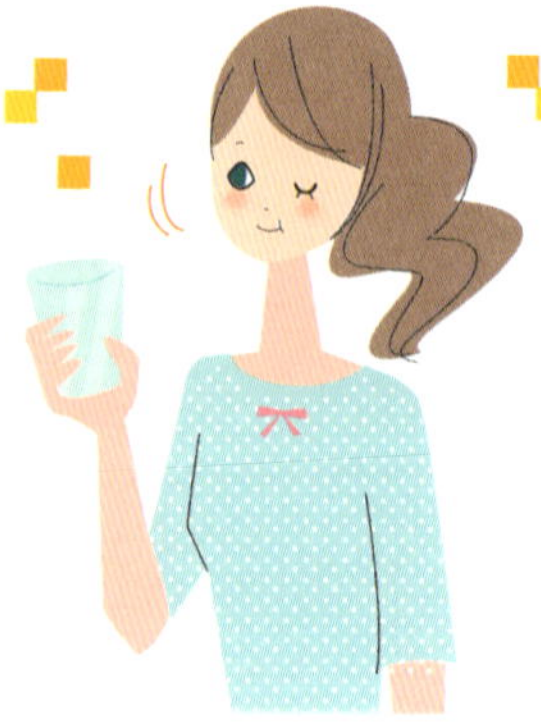

7 ごま油うがい→ p.79

口の中がキレイになったところで、ごま油でうがいを。ごま油の成分で、口の中の毒素がスッキリ取り払われます。

8 鼻洗浄＆点鼻にトライ → p.80～81

とくに花粉症の季節など、鼻の調子が悪い人は試してみてください。

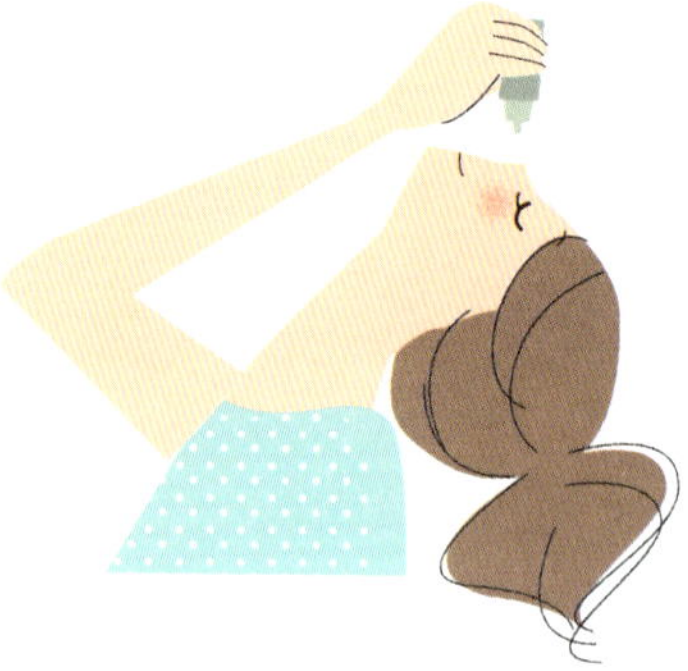

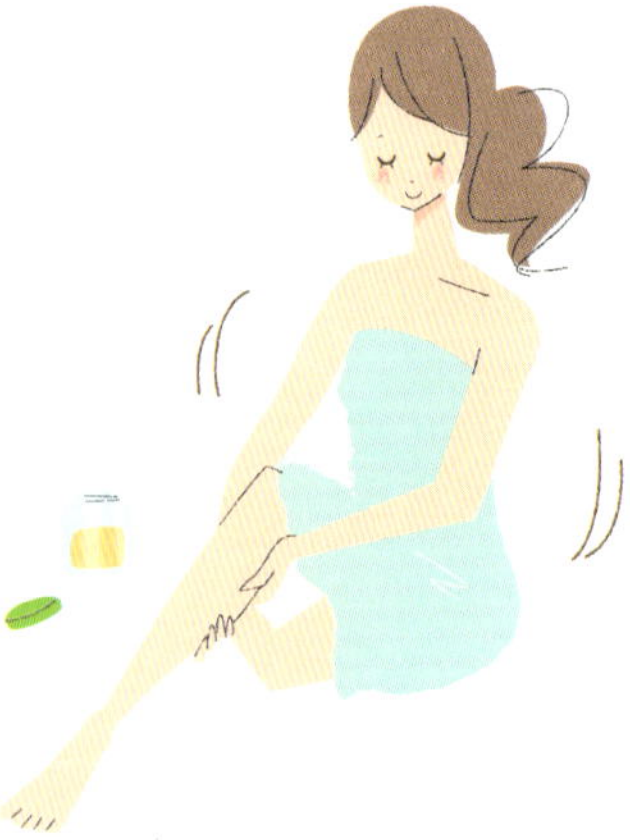

9 オイルマッサージ → PART 3

ごま油によるオイルマッサージは、消化力を高め、皮膚や子宮を浄化し、老化を防ぎます。キュアリング（熱処理）したごま油を使います。

10 シャワーを浴びて髪を洗う

→ p.54〜57

オイルマッサージのあとは、お風呂に入るかシャワーを浴びて、汗や毒素を流しましょう。時間があるときは、温冷浴もオススメ。また、アーユルヴェーダでは、髪は朝洗うのがベストです。

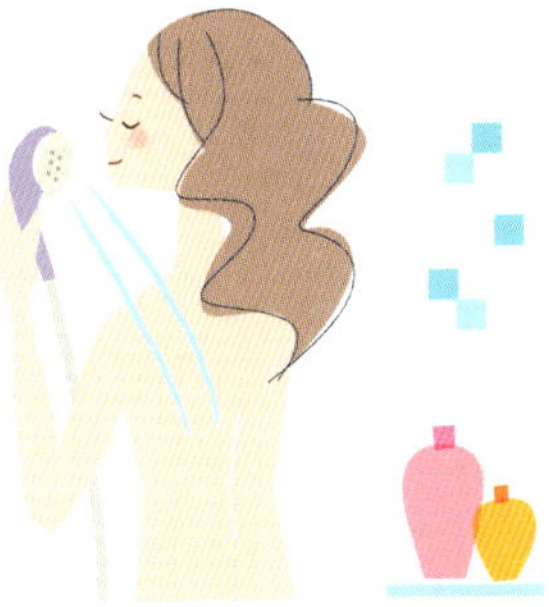

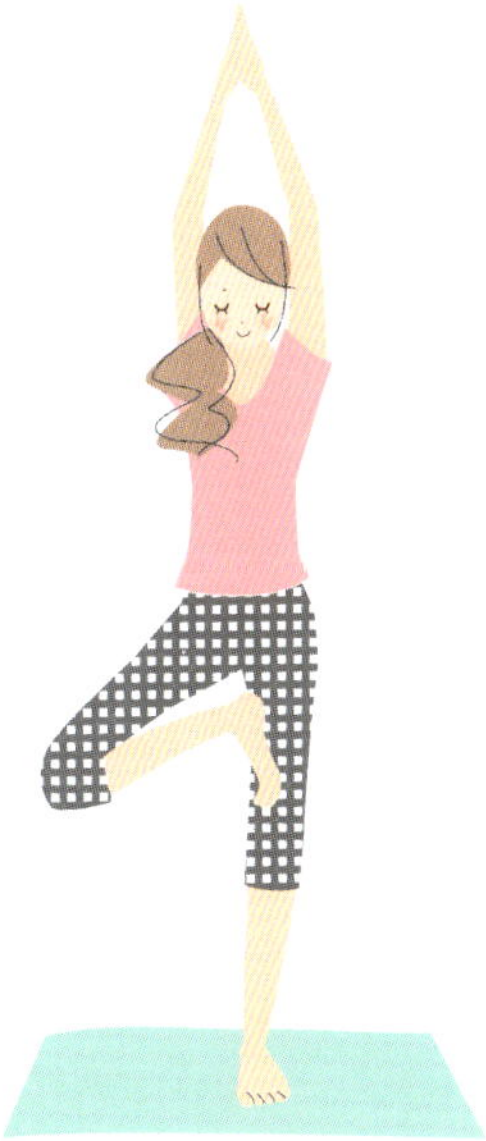

11 軽い運動をする

→ p.64〜67

健康のためには運動が不可欠。運動に適した時間帯は朝食前です。ウォーキングやヨーガなどを15分程度、軽く行ないましょう。

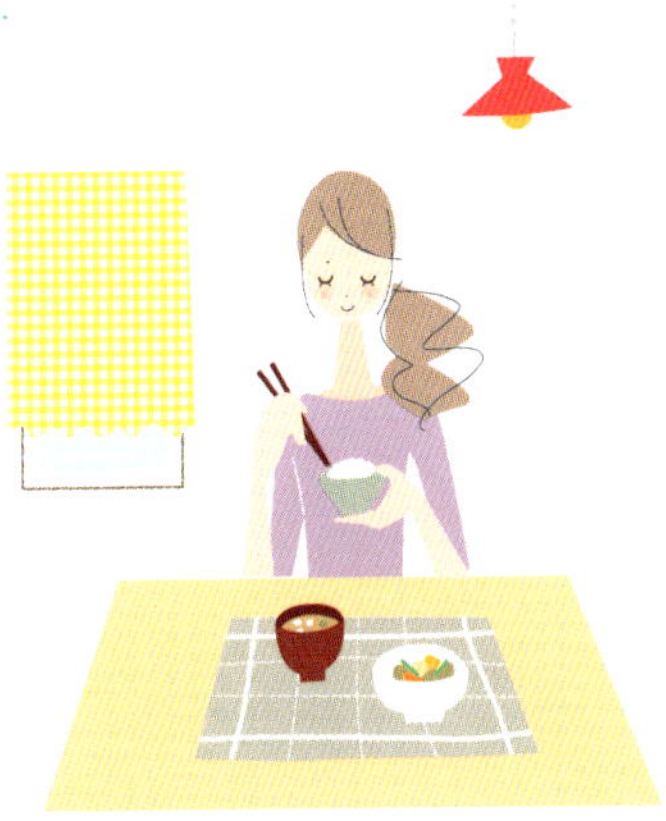

12 朝食、いただきます！

ここでようやく食事です。消化のよいものを軽めにいただきましょう。

アーユルヴェーダ的 昼の過ごし方

10時〜午後2時までは新陳代謝が上がって、消化力が高まる「火」の時間帯。昼食はしっかりいただきましょう。

その後、夕方までは活動的になる「風」の時間帯。注意力が散漫になったり、発作的な行動に走ったりする時間でもあるので、軽いストレッチやヨーガでひと息つくなど、緊張の中にもリラックスを心がけましょう。

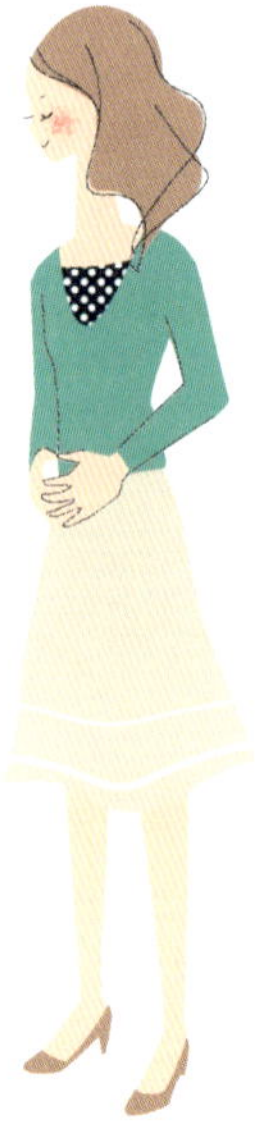

1 仕事や家事の前に三段式呼吸→ p.75

何となくやる気が出ない…、満員電車で疲れた…という人は、三段式呼吸を。

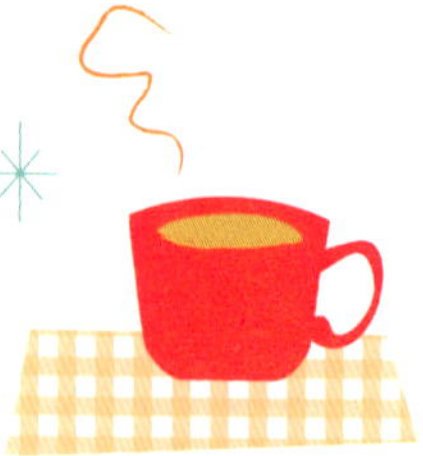

2 合間の飲み物は白湯かスパイスティー→ p.24〜25、28

のどが渇いたら、コーヒーよりも白湯を。お湯にターメリックやショウガ、コショウなどを溶かしたスパイスティーもよいでしょう。

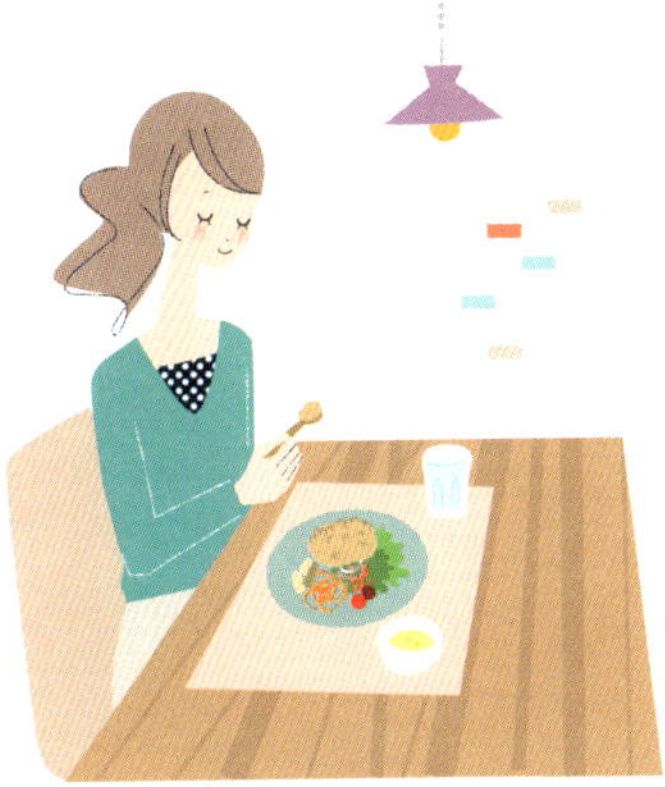

3 昼食は たくさん食べてもOK

昼食は1日のメイン。たくさん食べても大丈夫です。食事の30分前にショウガスライス（p.32）を2～3枚食べると、消化力が高まります。

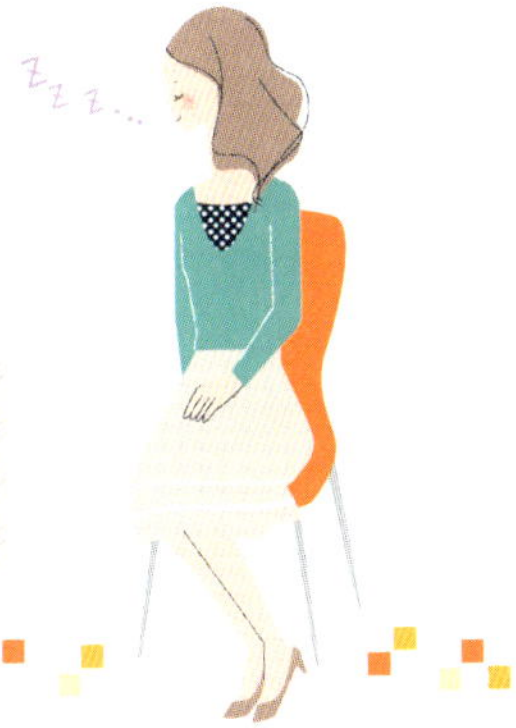

4 昼寝をするなら 座ったままで

昼寝は体が重くなるので、アーユルヴェーダではＮＧですが、イスに座ったままならＯＫ。

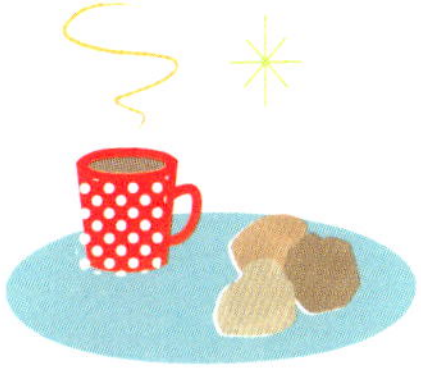

5 おやつの時間

→ p.29

甘いものがほしくなったら、ハーブティーとともに手作りのおやつをほんの少し。

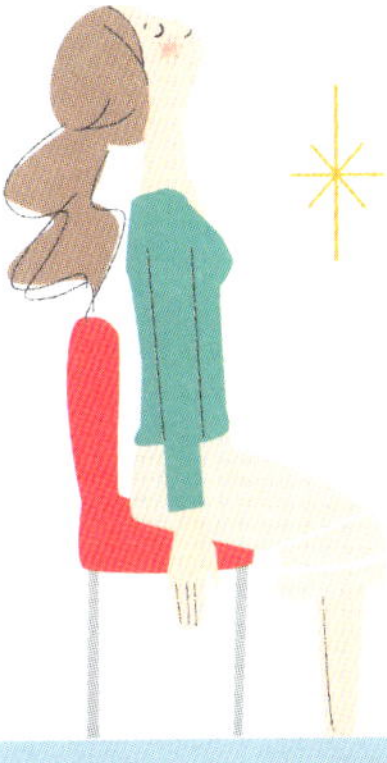

6 イスでできるヨーガ

→ p.68～71

集中力がなくなってきたら、イスに座ったままできるヨーガで心と体の疲れを取って、もうひとふんばり。

✿＝これだけはぜひ取り入れてほしい習慣

アーユルヴェーダ的 夜の過ごし方

夜は月の時間。動きすぎ、食べすぎなど、体に刺激的な行為は、毒となってたまってしまいます。夕食は軽めにし、静かにのんびりと過ごしましょう。

ベッドの中にはマイナスの感情をもちこまず、体じゅうの細胞に感謝して眠りにつくように意識すると、翌朝気持ちよく目覚めることができます。

1 お風呂に入る

→ p.55

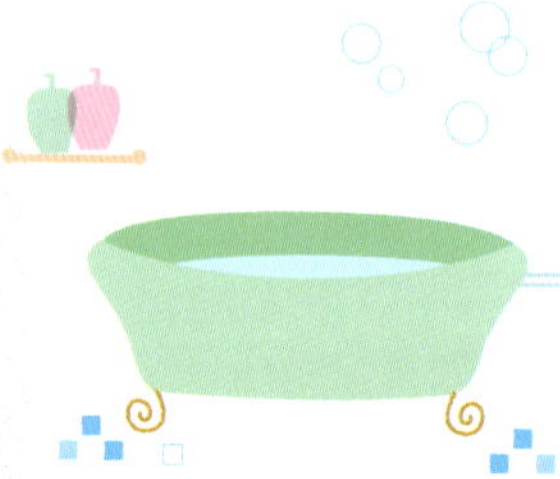

外から帰ったらまず、お風呂に入って1日のほこりを洗い流します。寝る前でもいいですが、消化のためには夕食前のほうがベター。おうちサウナもオススメです。

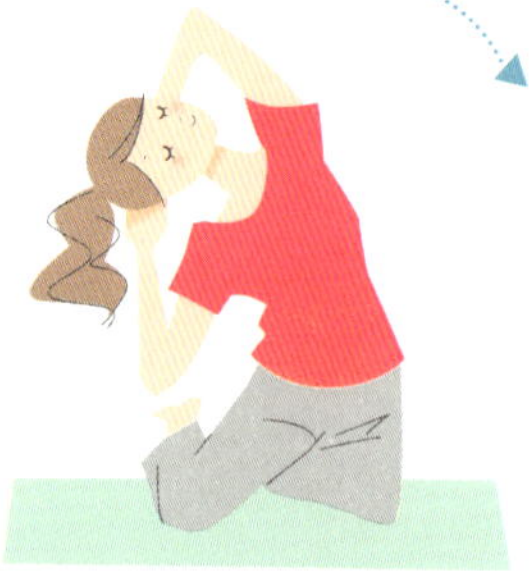

2 ヨーガ p.72～73

激しい動きはNG。ゆったりと体をほぐします。

3 夕食は軽めに

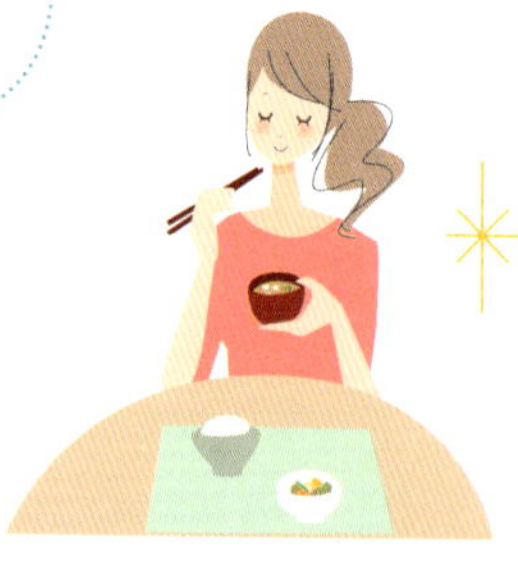

消化されずに残って毒になることを避けるため、夕食は早い時間、できれば午後6～8時頃までの間にとりたいもの。量は朝食よりも少ないぐらいで十分です。

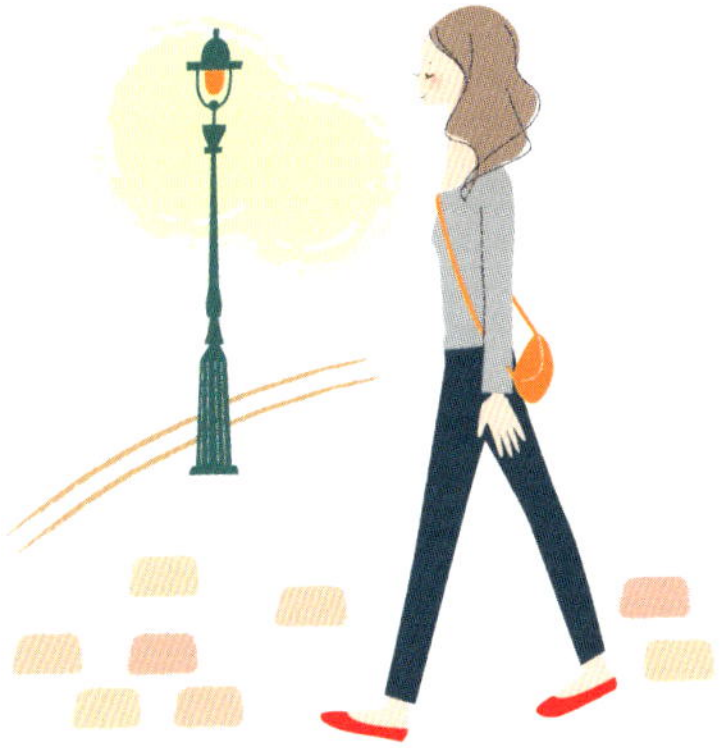

4　軽い散歩

夕食後は15分くらいの軽い散歩をして、消化をうながします。夜9時以降は、白湯かハーブティー以外は口に入れないように。

5　静かにゆったり過ごす

→ p.74～75

ベッドに入る前の時間は、明るすぎる照明や激しい音楽、刺激的なテレビなどは控え、間接照明にして静かにゆっくりと。瞑想や三段式呼吸もいいでしょう。

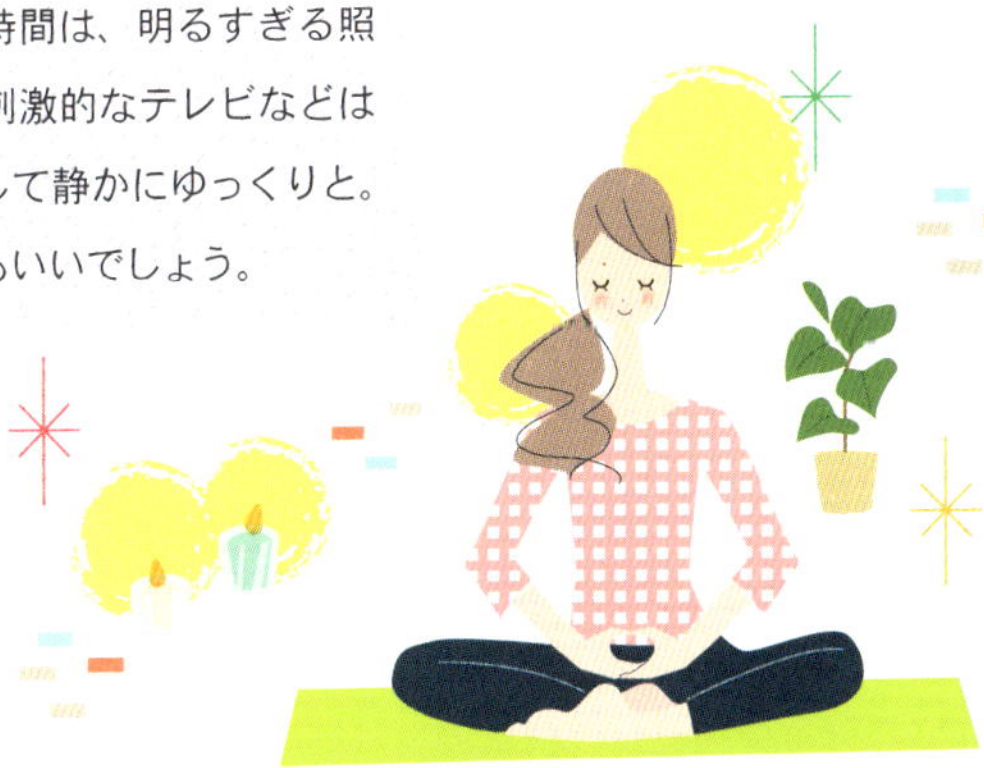

6　早めにベッドに入る

10～11時にはベッドに入りましょう。不眠症の人は、オイルマッサージやアロマテラピー（p.84～85）などを試してみて。ミルクギー（p.37）を飲むのもオススメです。

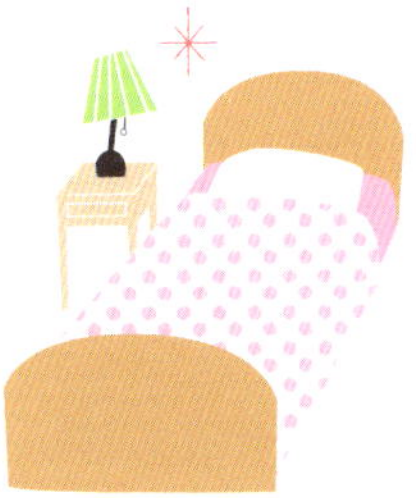

＝これだけはぜひ取り入れてほしい習慣

column 1

春夏秋冬の過ごし方

1日24時間の中で、強くなる要素が移り変わるように、1年の中でも、季節によって影響を受ける要素は変わってきます。

「風」の季節

空気が冷たく乾燥してくる冬は、「風」の季節。風邪症状や肌の乾燥、腰痛など不調も起こりやすくなります。温泉で温まるなど、「火」と「水」をうまく取り入れてバランスをとりましょう。

「水」と「地」の季節

雪がとけて大地を流れ出す季節。「水」と「地」のゆったりした性質が強くなるので、だるさがとれず、体も重くなりがち。活発に活動を始める動物のように、こまめに体を動かしましょう。

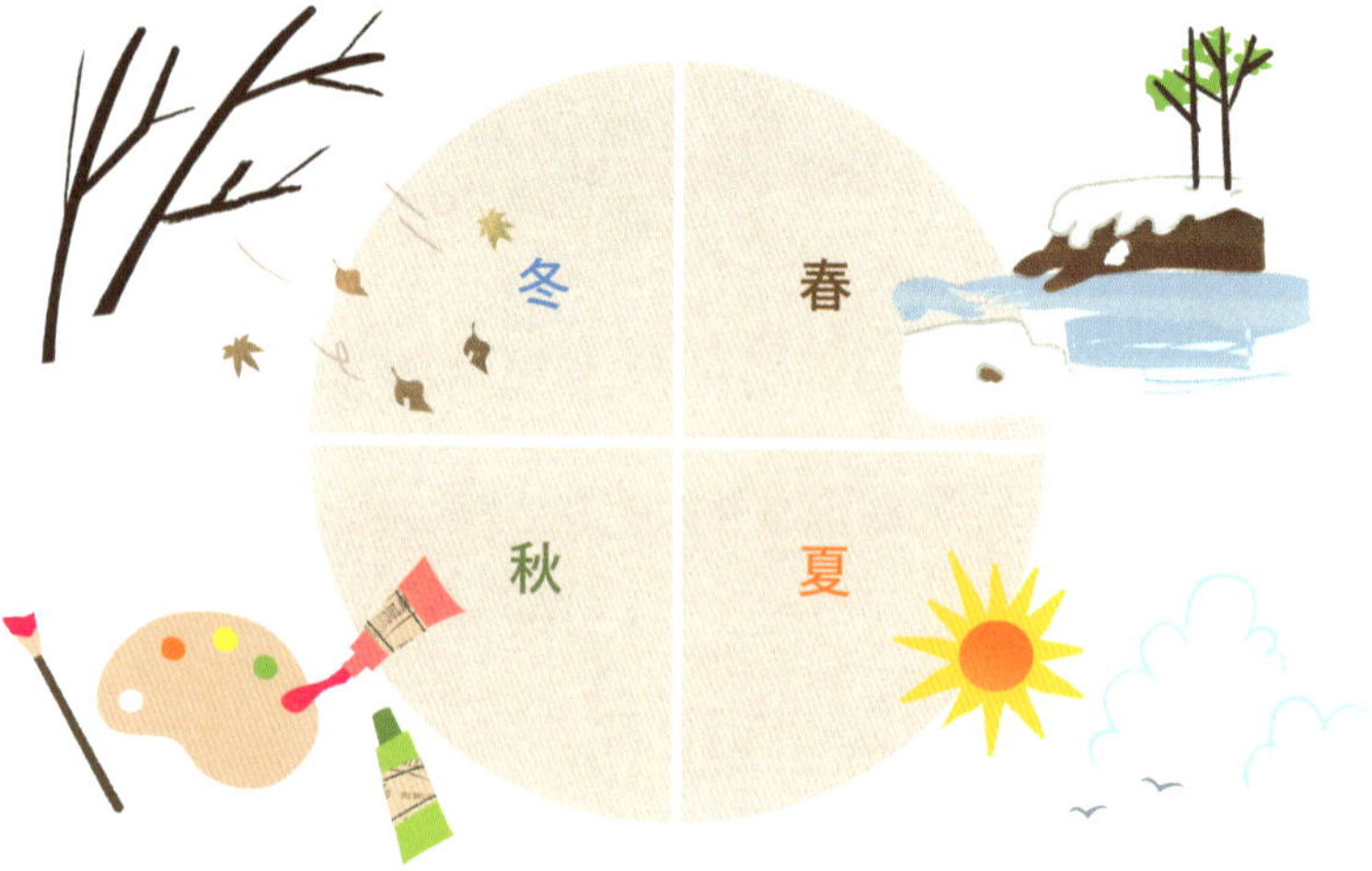

「火」から「風」に向かう季節

初秋はまだまだ暑さが続き、「火」が活発ですが、「水」が減るので食欲は増してきます。晩秋は創造力をつかさどる「風」が増えるので、読書やアートなどに目を向けてみましょう。

「火」の季節

燃え立つ「火」のエネルギーで、代謝が活発になる季節。体力を消耗して疲れやすくなったり、おなかをこわしやすくなるので注意しましょう。

PART 2

ごはん編

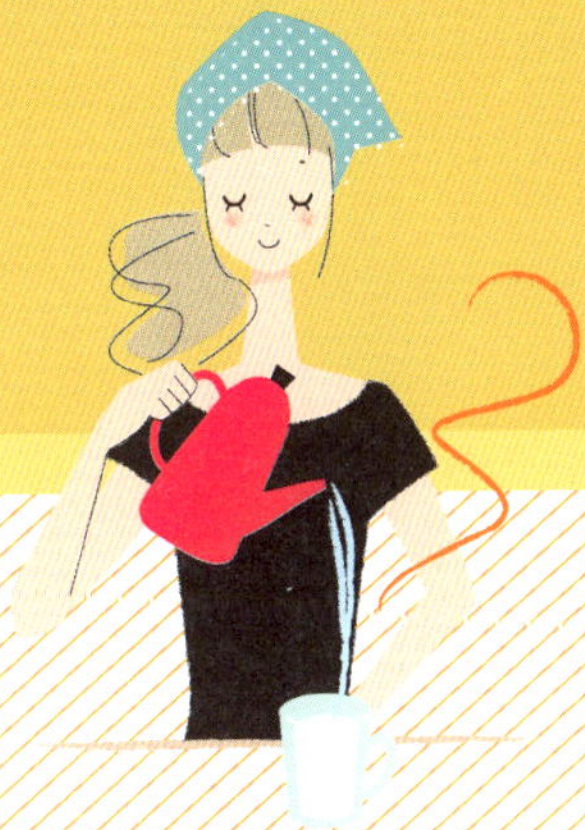

アーユルヴェーダごはんに大切な8つのこと

アーユルヴェーダごはんで大切なことは、「何を食べるか」よりもむしろ、「どのように食べるか」。食べたあとに、心と体が満足し、体が重くなりすぎないことが大事です。体が重いときは、食べ物が消化しきれず、体に負担がかかっているということ。消化しきれなかった食べ物(アーマ)は、毒として体内にたまり、病気の元になります。

ここでは、「どのように食べるか」の大切なポイントを8つにまとめました。

1

規則正しい時間に

不規則な時間に食べると、体内の消化酵素が休憩中で、十分に消化できないことも。未消化物は毒素の元。時間を決めて食べましょう。

2

6つの味をとる

1日の食事で、6つの味をバランスよく食べるのが理想。ひとつの味をとりすぎたり、欠けていたりすると、満足感が得られず、食べすぎにつながります。

甘味：米、小麦、黒砂糖など、かんで甘いもの

酸味：酢、梅干し、ヨーグルトなど

塩味：しょうゆ、塩、昆布、漬け物など

辛味：ショウガ、コショウ、香辛料など

苦味：緑黄色野菜、ゴーヤなど

渋味：豆類、緑茶など

3

食事は瞑想

落ち着いて、感謝の気持ちを忘れずに。悪口や文句を言いながらの食事は、心にも消化にもNG。

4

消化促進剤を活用する

消化促進にもっともいいのは白湯です。ショウガや薬味全般もオススメ。

5

よくかんで

よくかむと、だ液がたくさん出ますね。だ液も消化を促進します。そのほか、毒を分解したり、殺菌作用も。30回くらいかみましょう。

6

旬のもの、土地のものを

夏は、ウリ類のように体を冷やすものが旬で、冬は根菜類など体を温めるものが旬。季節に合った食べ物には浄化力があります。土地ならではの食材も同じです。

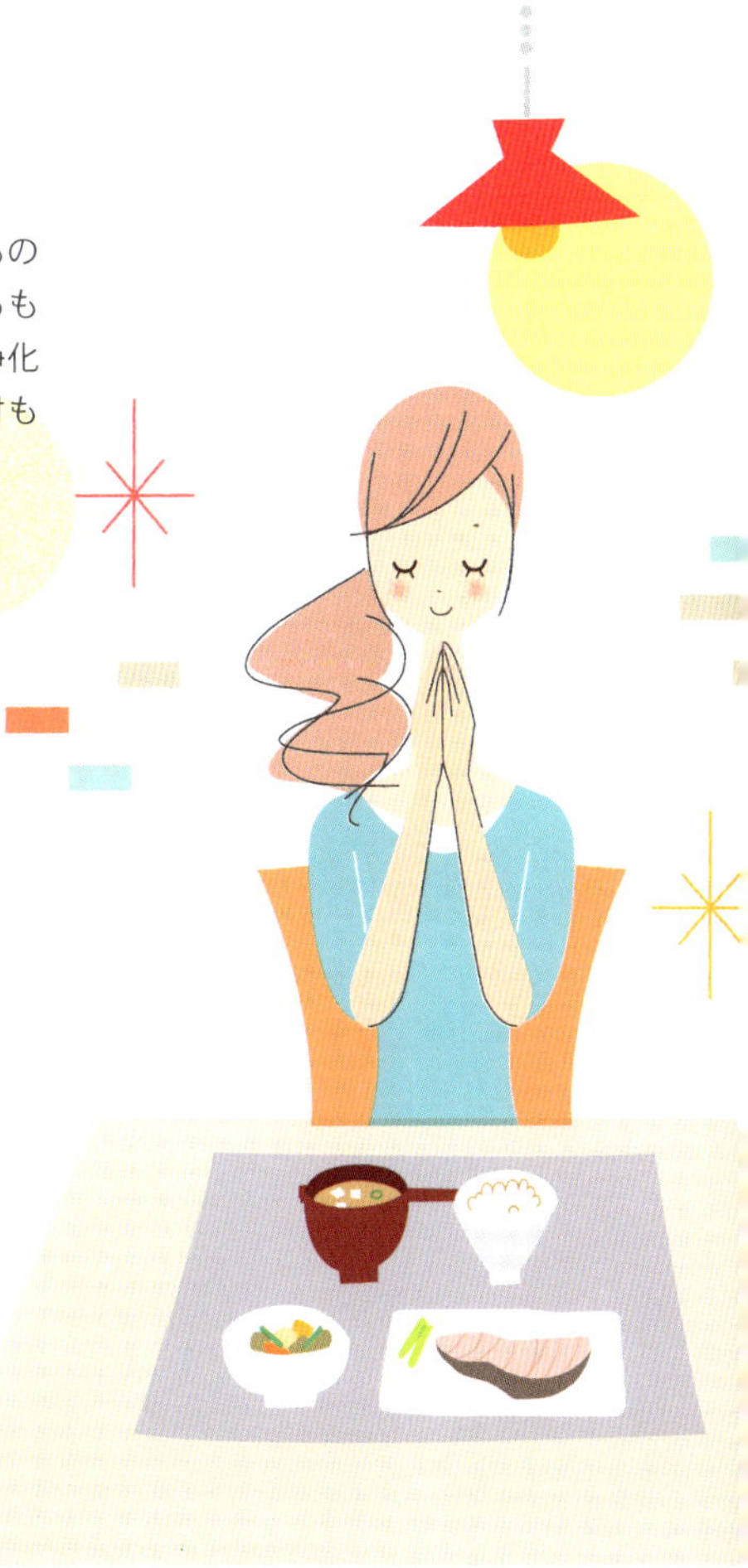

7

腹八分目

腹八分目にとどめることで、胃の中にスペースができ、消化がしやすくなります。満腹になるまで食べると、胃に空きがなく、消化がしにくくなってしまいます。

8

食後は少し休憩

胃が活発に消化液を出す食後30分は、消化活動がスムーズにできるよう、少し休憩をしましょう。

最強の毒出しドリンク・白湯を飲む

水を沸騰させてから80℃くらいに冷ましたお湯が「白湯《さゆ》」。白湯は、体内にたまった毒を出して浄化してくれる、最強の毒出しドリンクです。

きちんと作った白湯には、アーユルヴェーダでいうところの、自然界の5つの要素「地、水、火、風、空《くう》」がすべて含まれています。バランスがととのった、完全な飲み物なのです。

オススメは朝起きたときの1杯。夜のうちにたまった体内の毒を、キレイに洗い流してくれます。

白湯に含まれる5つの要素

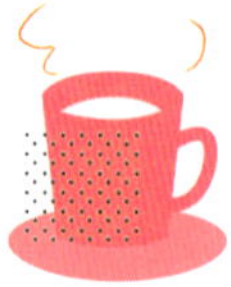

地　水　火　風　空

地：やかんに含まれます。

風：沸騰後にやかんのふたを取ることで蒸気が舞い上がり、風を取りこみます。

空：水が蒸発すると形が見えなくなります。見えないものは、無限の可能性をもつ「空」のエネルギーです。

How to make
白湯の作り方

❶ やかん（土鍋か鉄瓶だとなおよい）に水1ℓを入れて、強火にかけます。

❷ 沸騰しはじめたら、ふたを開け、中火にして10分。

❸ 火を止めてコップに移し、80℃くらいに冷めたところで、ズズッとすするように飲みます。

白湯飲みのポイント

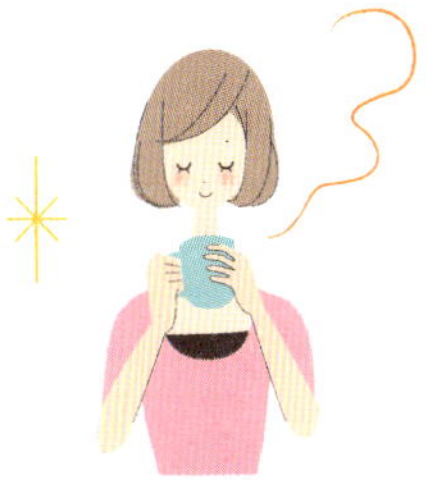

可能なら1日1ℓ飲む!

一度に飲む量は、コップ1杯（150～200mℓ）が適量です。これを1日に5～6杯（約1ℓ）以上飲むと、毒出し効果が高くなります。ただし、無理は禁物。

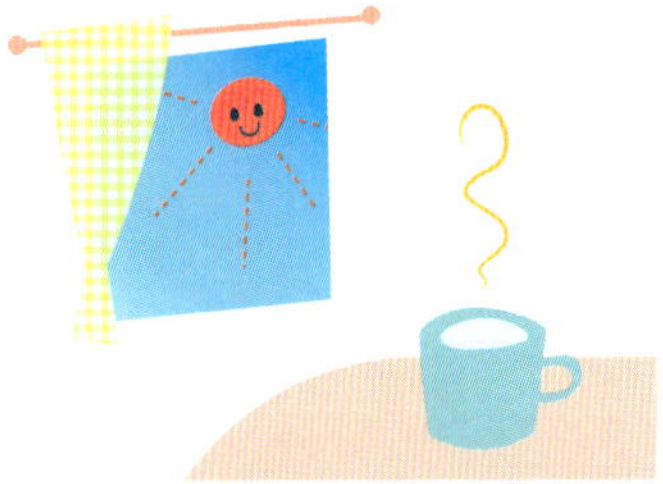

朝起きたら飲む!

朝起きたらまず1杯。夜のうちにたまった毒を洗い流し、消化をうながしてくれます。朝の1杯を習慣化するだけでも、体が変わってきます。

食事前と食事中に飲む!

食事前と食事中にも、飲みましょう。消化をうながしてくれます。

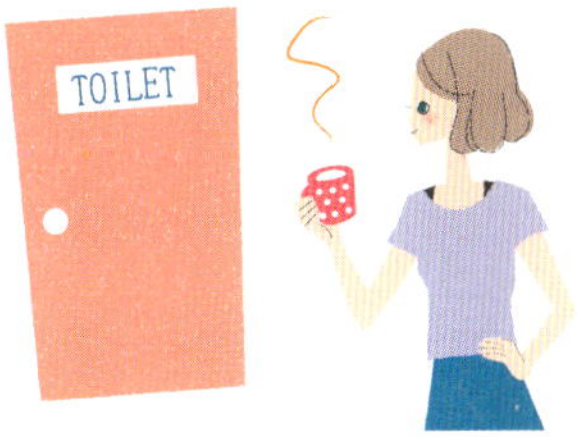

トイレに行くたびに飲む!

失った水分をすぐ補給するという意味で、トイレに行くたびに白湯を飲むのもオススメ。

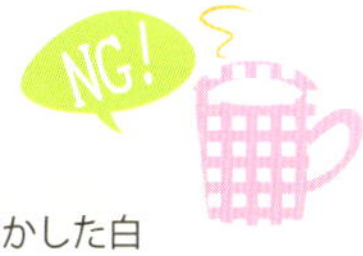

注意すること

＊沸騰させたお湯に冷たい水を入れて温度を下げたり、一度沸かした白湯の沸かし直しはNG。ととのっているバランスが乱れてしまいます。

＊胃腸から出血しているときは控えましょう。

よく使われるスパイス＆ハーブの効果

アーユルヴェーダのふるさとインドでは、カレーをはじめ、料理にスパイスやハーブは欠かせません。これらには漢方薬の原料になっているものもあるほど、毒出しをはじめ健康にいい効果がたくさんあります。

アーユルヴェーダでよく使う、代表的なスパイス＆ハーブをご紹介します。

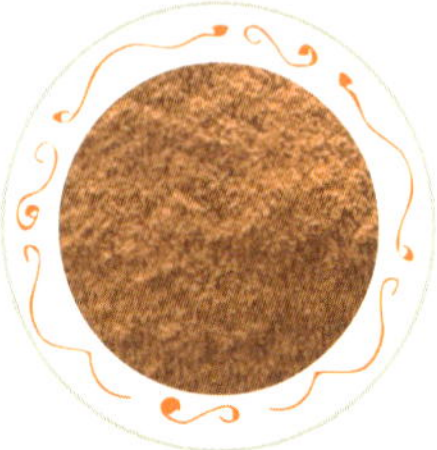

シナモン

消化を助け、胃腸の調子をととのえます。

ブラックペッパー

毒素を出し、消化をうながします。強力な殺菌・消毒作用もあります。

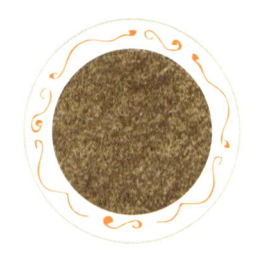

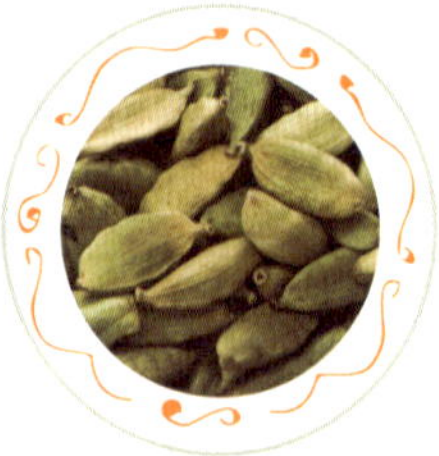

カルダモン

カレーに欠かせないスパイス。子どもにも使える安全な消化促進効果があります。

コリアンダー

シャンツァイ、パクチーとも。消化促進、利尿・発汗作用のほか、花粉症にも効果があります。

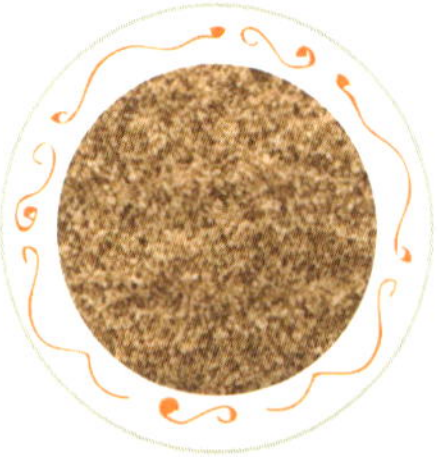

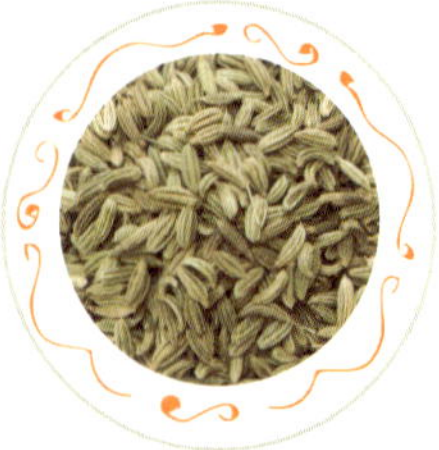

フェンネル

和名はウイキョウ。消化促進、利尿作用、むくみや水太り改善などダイエット効果が期待できます。

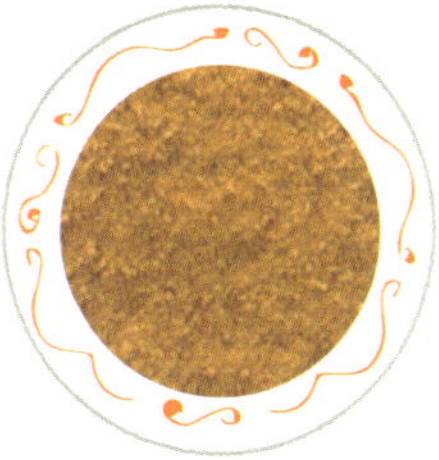

ターメリック

別名ウコン。肝機能を高め、血液浄化、解毒のほか、チャクラを清めて気の流れをよくする効果も。

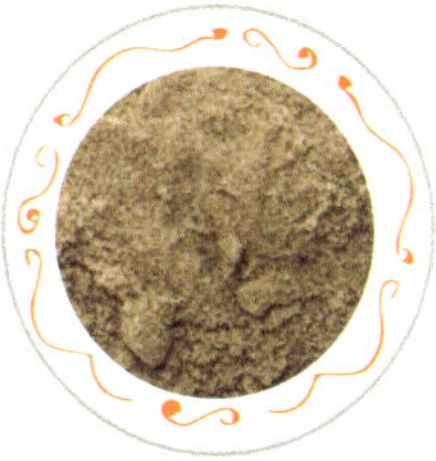

長コショウ

インドではピッパリ、沖縄ではヒバーチ、フィファチ。消化をうながし、冷えを改善して、毒素を取り除きます。

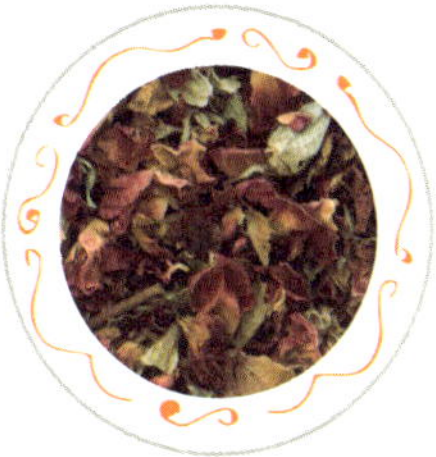

ローズ

高い美肌効果で知られ、肌荒れやシミの予防・改善、女性の心の不安や恐れを抑える効果もあります。

ジンジャー（ショウガ）

循環をよくして血液をサラサラに。消化促進、風邪、せき、冷えから起こる関節痛などにも。

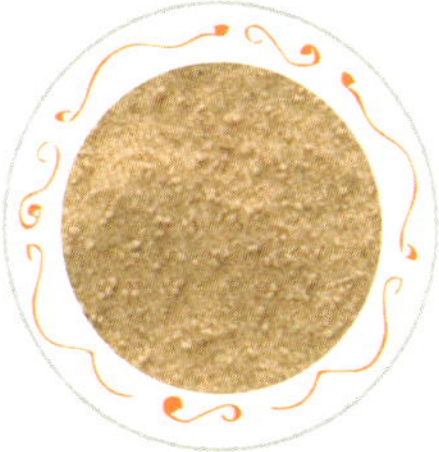

ハイビスカス

クエン酸やビタミンCを多く含み、美肌効果、疲労回復効果にすぐれたハーブです。

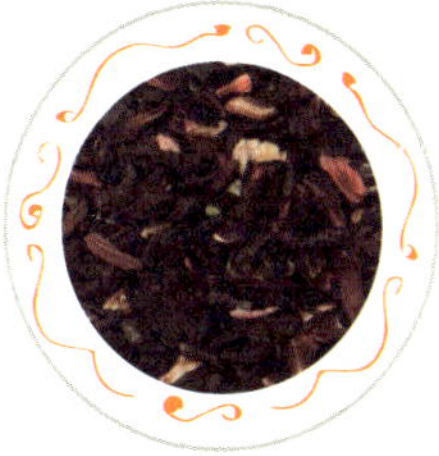

ペパーミント

消化不良や食欲不振など消化器系のトラブル、風邪や鼻づまりの予防にも効く万能ハーブ。

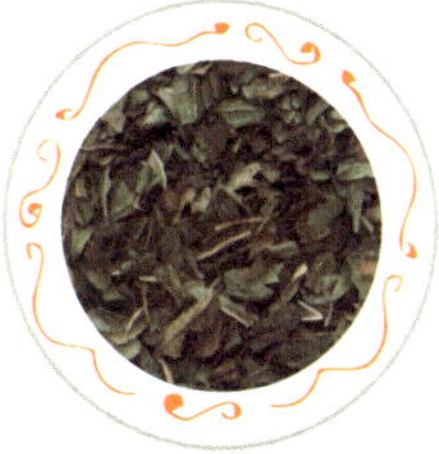

スパイスティー＆ハーブティーを召し上がれ

スパイスやハーブが体にいいのはわかるけど、料理でとるのはちょっと苦手という方は、スパイスティーやハーブティーはいかが？

組み合わせによって、体内のさまざまな毒を出してくれます。午前10時、午後3時の小腹がすいたときにオススメです。

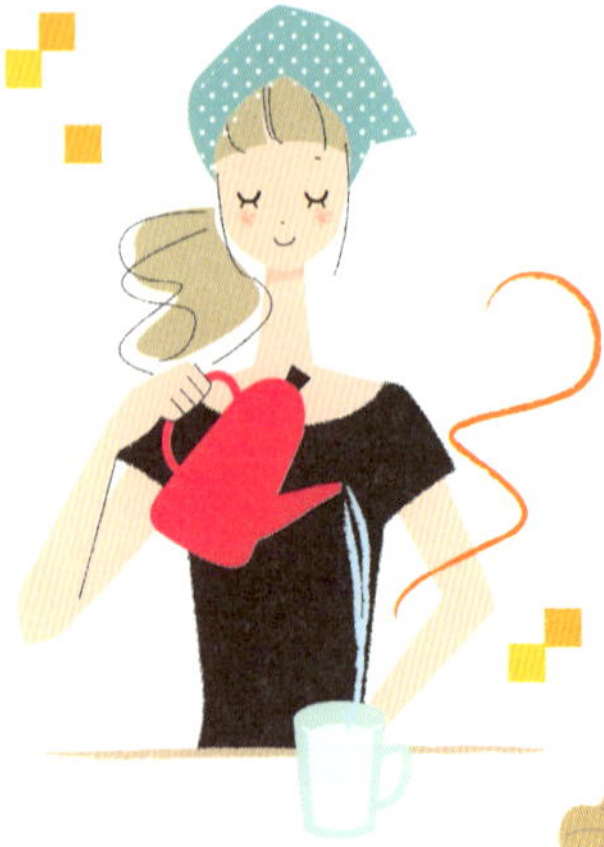

How to make スパイスティーのいれ方

カップにスパイスを入れ、熱いお湯を注ぐだけ！ お湯のかわりに温めた豆乳を注ぐと、ほんのり甘味のあるティーになります。

スパイスティーのオススメ3種

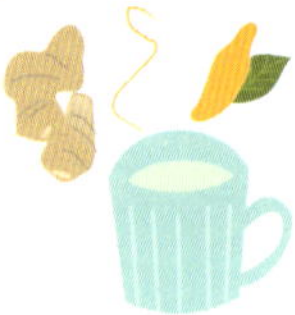

【「水」の毒出しティー】

むくみやすい春に

ショウガパウダー…小さじ1/2
ターメリック…小さじ1/8
コショウ…小さじ1/8
カルダモン（好みで）…小さじ1/4

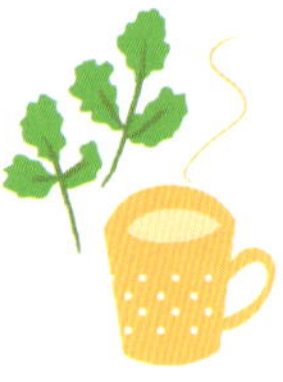

【「熱」の毒出しティー】

夏のほてりをしずめます

コリアンダー…小さじ1/2
シナモン…小さじ1/4
カルダモン…小さじ1/4

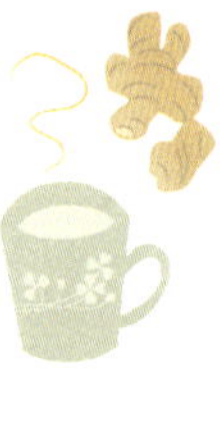

【「冷え」の毒出しティー】

体ぽかぽか、寒い季節に

ショウガパウダー…小さじ1/2
シナモン…小さじ1/2
カルダモン…小さじ1/4
黒砂糖（好みで）…適量

ハーブティーのオススメ3種

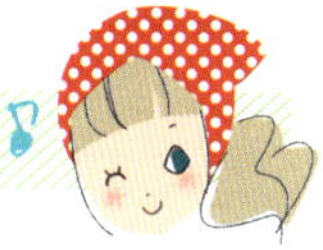

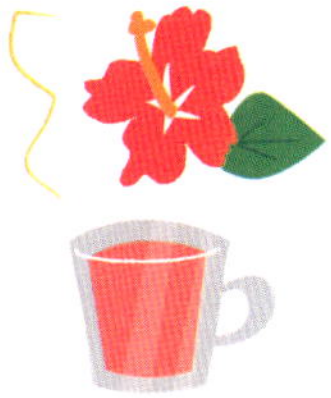

【だるさを吹き飛ばすリフレッシュティー】

ハイビスカスの疲労回復効果でスッキリ

ハイビスカス…ひとつまみ（ホールの場合1かけ）
ローズ…ひとつまみ
レモンバーム…1/2つまみ
マリーゴールド…1/2つまみ
どくだみ…1/2つまみ

【イライラをしずめるリラックスティー】

心の不安を抑えるローズを使って

ローズ…ひとつまみ半
スペアミント…ひとつまみ半
ヤロウ…ひとつまみ

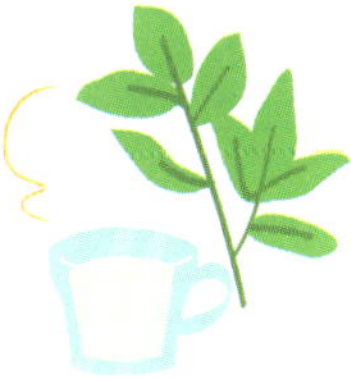

【代謝をよくする解毒ティー】

デトックス効果の高いジュニパーベリーで

ペパーミント…ひとつまみ
ジュニパーベリー…5粒
リンデンウッド…ひとつまみ
フェンネル…ひとつまみ

How to make

ハーブティーのいれ方

❶ ポット（急須）とカップはあらかじめ温めておきます。

❷ ポット（急須）にハーブを入れます。1人分は小さじで約1杯。

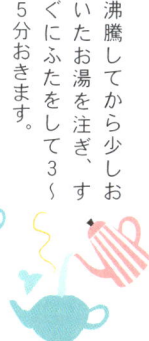

❸ 沸騰してから少しおいたお湯を注ぎ、すぐにふたをして3～5分おきます。

❹ 茶こしでこしながらカップに注ぎます。

毒出し効果大！ブレンドスパイス「トリカトゥ」

インドでは、いくつかのスパイスを前もってブレンドしておくこともよくあります。

たとえば、「数種のブレンドスパイス」という意味の「ガラムマサラ」は、3～10種類のスパイスのブレンド。そうすることで、それぞれの作用が強まり、味も深まります。

ここでは、アーユルヴェーダでもっともポピュラーで、毒出し効果の高いブレンドスパイス「トリカトゥ」をご紹介します。

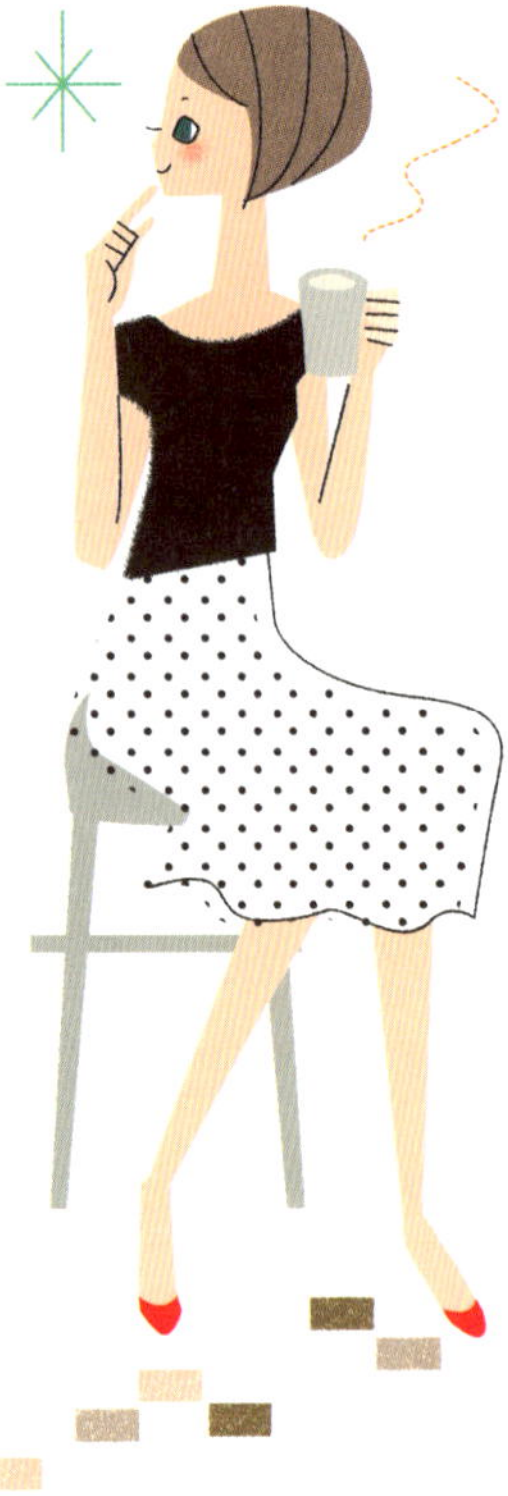

トリカトゥ

黒コショウ、長コショウ、ショウガをブレンドした、強烈に辛いスパイス。消化の火を燃え立たせて、消化力を高め、毒素をためない体にします。体がとにかく温まるので、風邪の引き始めにも効果的。花粉症にも効きます。クセになる味で、白湯やスープ、その他あらゆる料理の調味料として使えます。

How to make

トリカトゥの作り方

黒コショウ、長コショウ、ショウガを同量ずつ混ぜます。いっぺんに作って、ビンや密閉容器で保存しましょう。

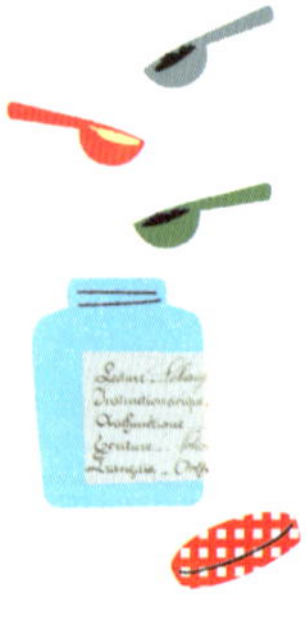

毒出しの1杯！

トリカトゥティー

カップ1杯のお湯にトリカトゥをひとつまみ。甘味がほしいときは、黒砂糖を加えます。

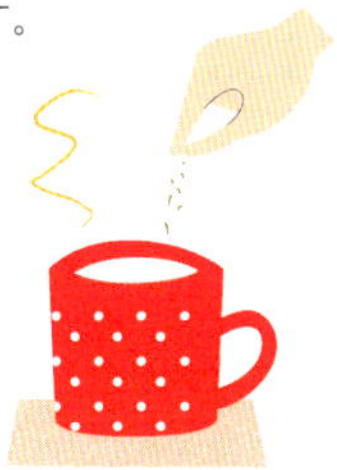

血液サラサラ&消化促進

玉ねぎ皮&トリカトゥ茶

材料（作りやすい量）
無農薬玉ねぎの皮（茶色い部分）…1個分
水…1ℓ
トリカトゥ…ひとつまみ

❶やかんまたは鍋に、水と玉ねぎの皮を入れ、弱火で煮出します。
❷沸騰したら火を弱め、量が2/3ほどに減って、かなり濃い色になってきたら、玉ねぎ皮茶の完成。
❸❷にトリカトゥを加えてでき上がり。トリカトゥの量は好みで増減してください。

風邪の引き始めに！

ほうれん草と玉ねぎのトリカトゥスープ

材料（2人分）
ほうれん草（ざく切り）…1/2束
サラダ油…大さじ1/2
玉ねぎ（みじん切り）…1/4個
ショウガ（みじん切り）…1かけ
水…500mℓ
トリカトゥ…小さじ1～2
塩…少々

❶ほうれん草は洗ってざるに入れ、熱湯をかけておきます。
❷鍋にサラダ油を入れ、玉ねぎ、ショウガを炒めます。
❸玉ねぎが色づいたら、水気をしぼった❶を加え、さらに炒めます。
❹水を加え、沸騰したらトリカトゥと塩を加えてでき上がり。

万能スパイス・ショウガを使いこなす

ショウガは、手軽に取り入れることができて、だれにでも合うスパイス。台所に常備しておきたい「万能薬」です。

水分が多くて刺激が少ない生のショウガと、刺激が強い乾燥ショウガ（ショウガパウダー、ジンジャーパウダー）があります。

どちらも、消化吸収をうながし、またよく知られているように、体を温めて血の巡りもよくします。もちろん解毒効果も高く、いいことずくめのスパイスです。

食前のショウガで消化力アップ！

食前にショウガを食べると、消化力が高まり、未消化のものが毒素として体にたまるのを防いでくれます。次のような方法で毎食前にとるのがオススメ。

はちみつショウガ

おろしたショウガとはちみつ各大さじ1を混ぜ、好みでレモン（ライム）汁やコショウ、クミンをふりかけます。食欲がない朝は、これをぬるま湯200mℓで割ったドリンクを朝食がわりに。

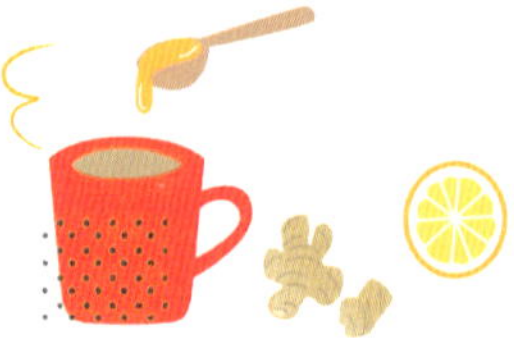

ショウガスライス

生のショウガ1/3かけをスライス（またはせん切り）にし、好みで塩少々とレモン（ライム）汁をふりかけてかじります。

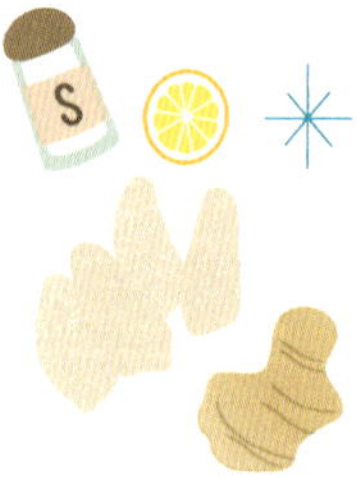

ショウガ湯

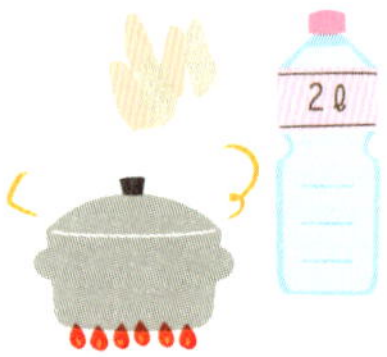

鍋に水2ℓとショウガスライス10枚を入れて火にかけます。沸騰したらふたを開けて弱火にし、20分ほど煎じて、3/4くらいの量になったらでき上がり。

腰痛・肩こりにはショウガ湿布

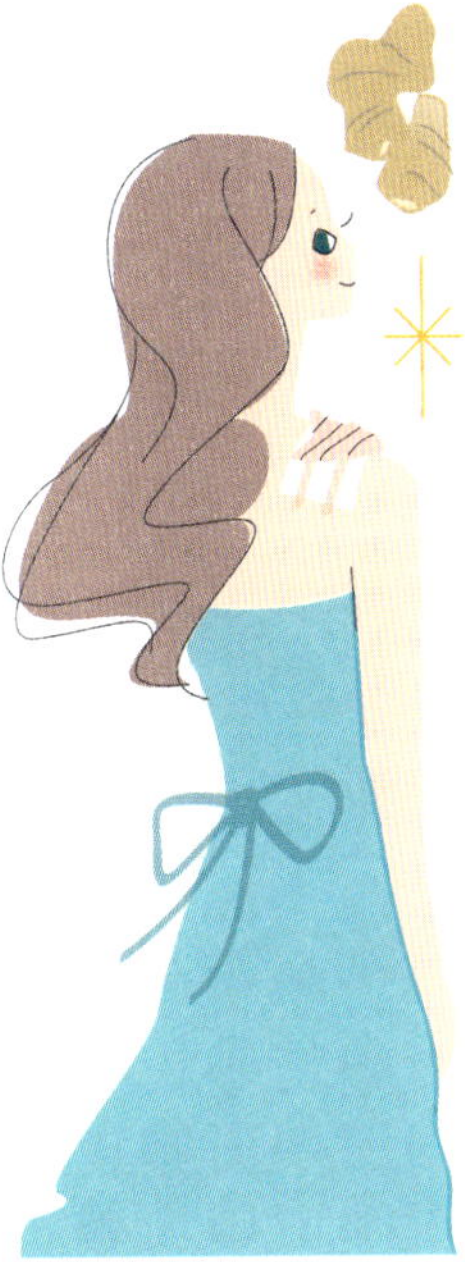

肩こり、腰痛、ひざの痛み、腰の冷えなど、炎症をともなわない痛みには、ショウガ湿布が効果的。

How to make
ショウガ湿布の作り方

❶ ショウガパウダー大さじ3を、水大さじ1強で溶いてペースト状にし、ガーゼの上にのばします。

❷ 痛みのある部分に、マッサージ用ごま油（p.43）を薄く塗ります。

❸ ガーゼを当て、医療用のテープで固定します。1～2時間後、ショウガが乾燥してきたら湿布をはがします。かゆみが出たり異常を感じたら、すぐにはがして洗い流してください。

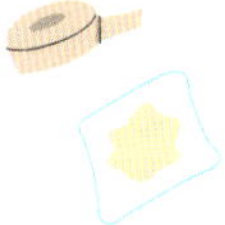

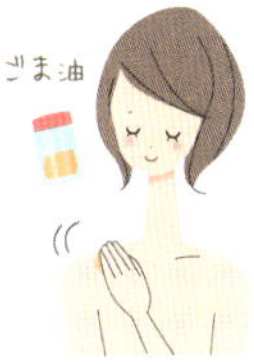

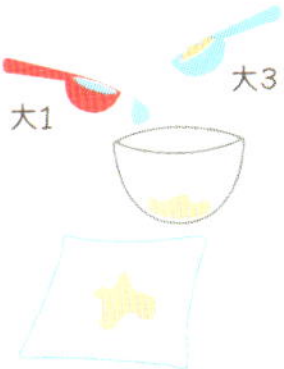

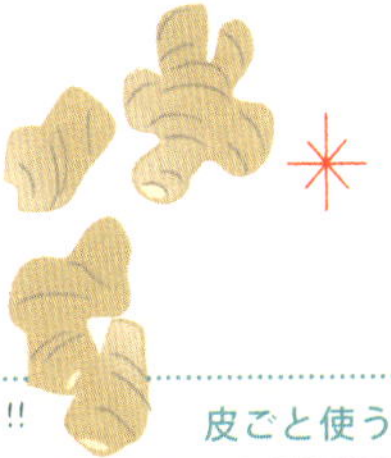

皮ごと!!

皮ごと使う

ショウガは皮に近いほど、辛味成分を多く含みます。辛味成分は抗酸化作用が強く、アンチエイジング効果が高いので、洗って皮ごといただきましょう。

長期保存の方法

スライスやすりおろしを冷凍保存もいいですが、皮つきのままキレイに洗って、かぶる程度の焼酎とともにビンに入れて冷蔵庫で保存する方法も。

アーユルヴェーダ的食べ合わせ

アーユルヴェーダごはんでは、食べ合わせを考えることも大切。一緒に食べるものによって、薬になる食べ物も、毒性が高まることがあるからです。反対に、食べ物がもつ毒性を、食べ合わせによって中和することもできます。

OK 毒を中和するいい食べ合わせ
NG 毒を増やす避けたい食べ合わせ

コーヒー、紅茶 + カルダモン OK

カルダモンには、カフェインの毒性を中和する作用があります。小さじ 1/2 ほど加えていただきましょう。

アルコール + 柑橘類 OK

レモンなどビタミンCの多い柑橘類で、アルコールを分解するときに出る有害なアセトアルデヒドを解毒！

チョコレート + ナツメグ、カルダモン OK

ナツメグやカルダモンのお茶と一緒にいただくと、チョコレートの刺激作用がやわらぎます。

チョコレートドリンク + 黒コショウ OK

チョコレートの甘味の毒を黒コショウが消してくれます。少量ふりかけてどうぞ。

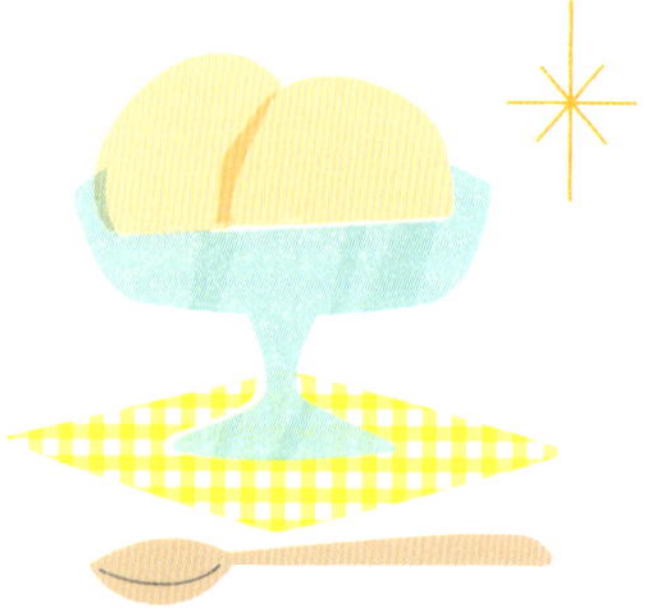

アイスクリーム + ショウガのすりおろし、ジンジャーパウダー OK

ショウガをアイスクリームに混ぜ合わせ、練ってからいただくと、体が冷えなくなります。

NG

牛乳
+
酸っぱいもの、バナナ

牛乳が体の中で固まって、消化に時間がかかり、毒素が発生しやすくなります。牛乳は単独で飲みましょう。

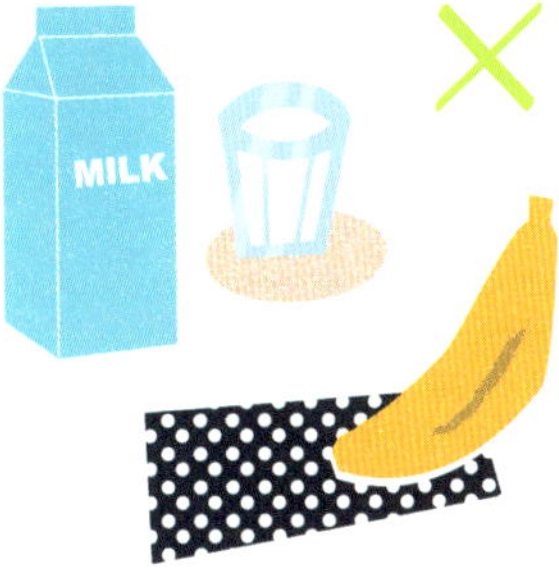

NG

はちみつを温める

はちみつを加熱すると、酵素の働きが弱まるため、消化力が弱まり、毒がたまってしまいます。

NG

天ぷら
+
氷

温かい油ものの天ぷらが体の中で固まって、消化に時間がかかります。冷たいものを飲みながらの天ぷらは避けましょう。

OK

甘いもの
+
ジンジャーパウダー

甘いものの毒が体にたまるのを防いでくれます。パウダーは、すりおろしやスライスより辛味が強いので効果大。

OK

肉料理
+
唐辛子、クローブ、チリコショウ

消化をうながす力がとても強いので、消化されにくい肉料理にぴったり。

NG

フルーツ
+
ほかの食べ物

フルーツはすぐ消化されますが、ほかの食べ物は時間がかかるため、一緒にとると毒に。フルーツは単独で。

NG

ヨーグルト
+
牛乳、酸っぱいフルーツ、メロン

この組み合わせで食べると、体の中で固まって、排泄しにくい未消化物を作ってしまいます。

毒出し油・ギーを活用しよう

インドには、古くから伝わる「ギー」という油があります。バターからすべての不純物を取り除いた純粋な油のことで、アーユルヴェーダでは「記憶力、知力、消化力、精力、オージャス（活力素）を増やし、毒素、錯乱、疲労、不幸、発熱を取り除く、もっともすぐれた油」といわれています。

調理用の油やバターとして、炒め物、スープ、お菓子作りなどに利用するほか、外傷、にきびなどの外用薬、ドライアイやマッサージクリームとしても使えます。

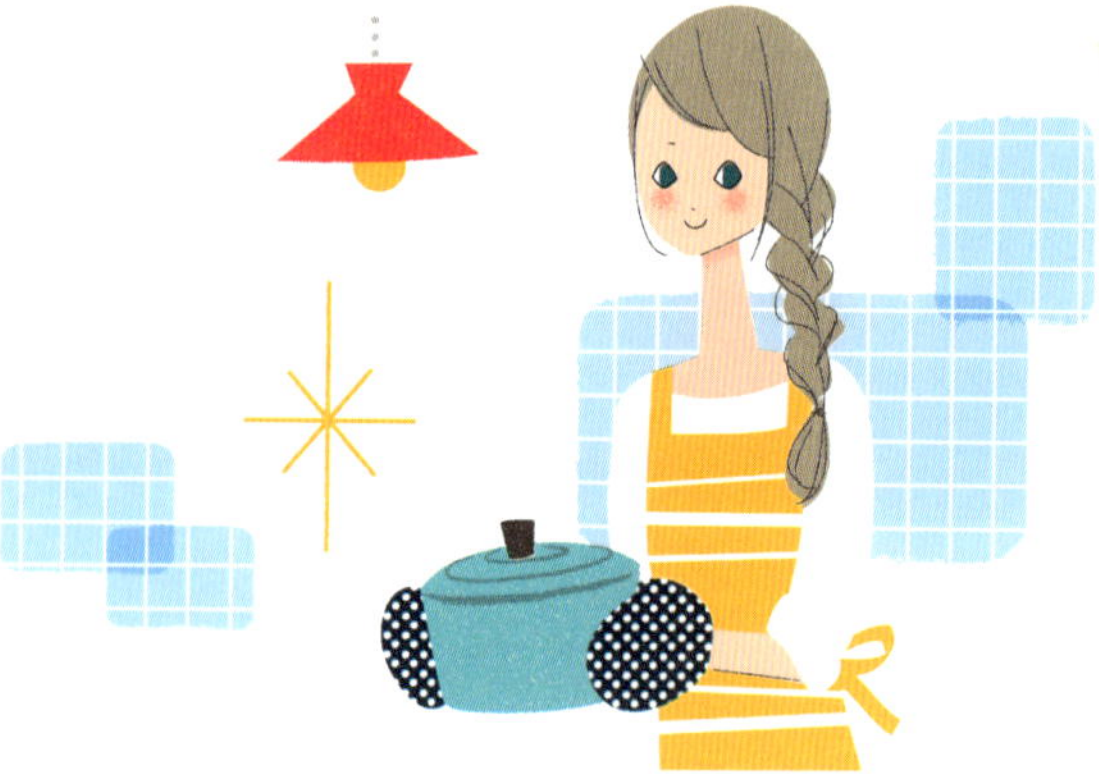

How to make

ギーの作り方

❶ 無塩バター 200gを鍋に入れ（焦げにくいステンレス製の鍋がよい）、弱火にかけます。

❷ バターが溶けたら中火に。細かい泡が出てきて、そのあと大きな泡になってきます。

❸ だんだん大きい泡と小さい泡が混ざるようになり、ポップコーンの香りがしてきます。見た目は透明の黄金色。

❹ 火を止め、こし器にペーパータオルを敷いてこします。密閉容器に入れて、冷蔵庫で保存します。

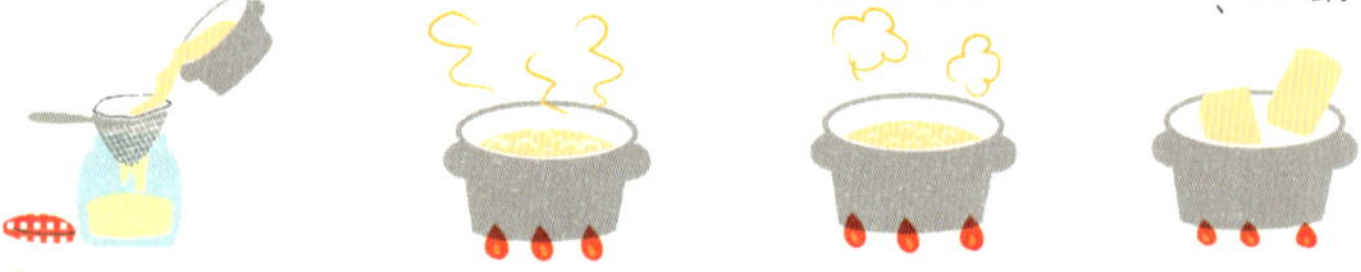

＊冷蔵庫で6か月ほど保存可能。長持ちさせるため、専用スプーンを使いましょう。

効能別・ギーの活用法

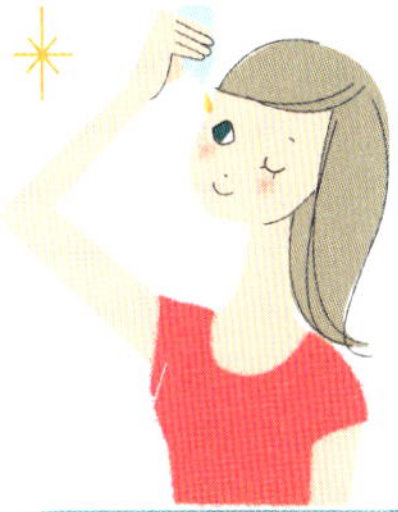

調理に使う以外に、外傷やにきびなどの外用薬として、ドライアイや目の充血などにも効果的です。

外用薬として！

ターメリックギー

ギー200mℓにターメリック（ウコン）大さじ1を加え、55～100℃の湯せんで30分間温めます。熱いうちにペーパータオルでこしてでき上がり。皮膚の殺菌と炎症を抑える効果があるので、すり傷、切り傷、にきび、軽いやけどに直接塗って使います。

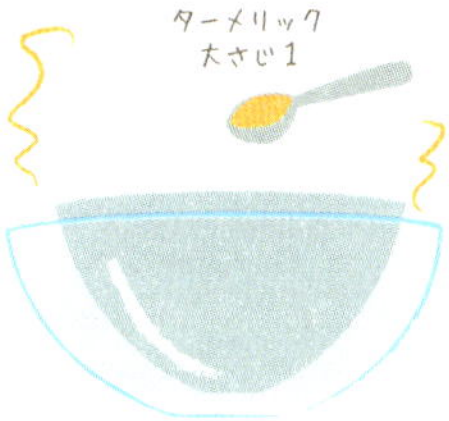

ドライアイ・充血に！

ネートラ・タルパナ

湯せんして37℃くらいに温めたギーをスプーンまたはスポイトに入れ、1～2滴ずつ点眼します。固まったギーを目の下の内側に塗って、体温で自然に溶かし目に入れる方法もあります。点眼後は強い光は見ないほうがよいので、夜に行なうこと。また毎日は避け、週2～3回にとどめましょう。

便秘にオススメ！

ミルクギー

温めた豆乳に、小さじ1～2のギーを溶かして寝る前に飲むと、便秘に効果あり。

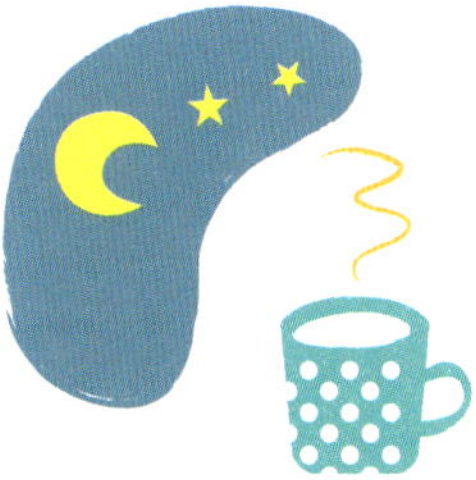

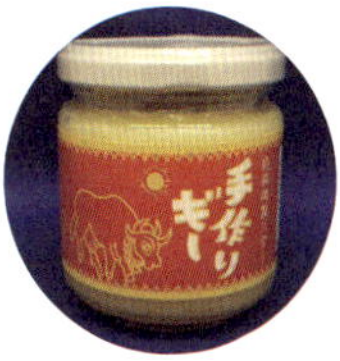

ギーは市販もされています。貴重なジャージー牛乳をふんだんに使った国内産の「手作りギー」(アムリット)。

プチ断食で毒を出す

　アーユルヴェーダでは、消化できなかった食べ物や、排出できなかった老廃物などの毒素が体にたまることで、バランスがくずれ、やがて病気になると考えます。毒素をためない生活が何よりですが、たまってしまった毒素は、定期的に解毒(デトックス)や浄化で排出しましょう。

　おうちでできる浄化法のメニューはいくつかありますが(詳しくはp.123)、プチ断食はかなり効果が高いのでオススメです。

　とくに、朝起きたときに体がだるい人やかたい人、かかとや関節の痛みがある人は、プチ断食を定期的に行なってみてください。もちろん、ダイエット効果、美肌や便秘改善効果もあります。

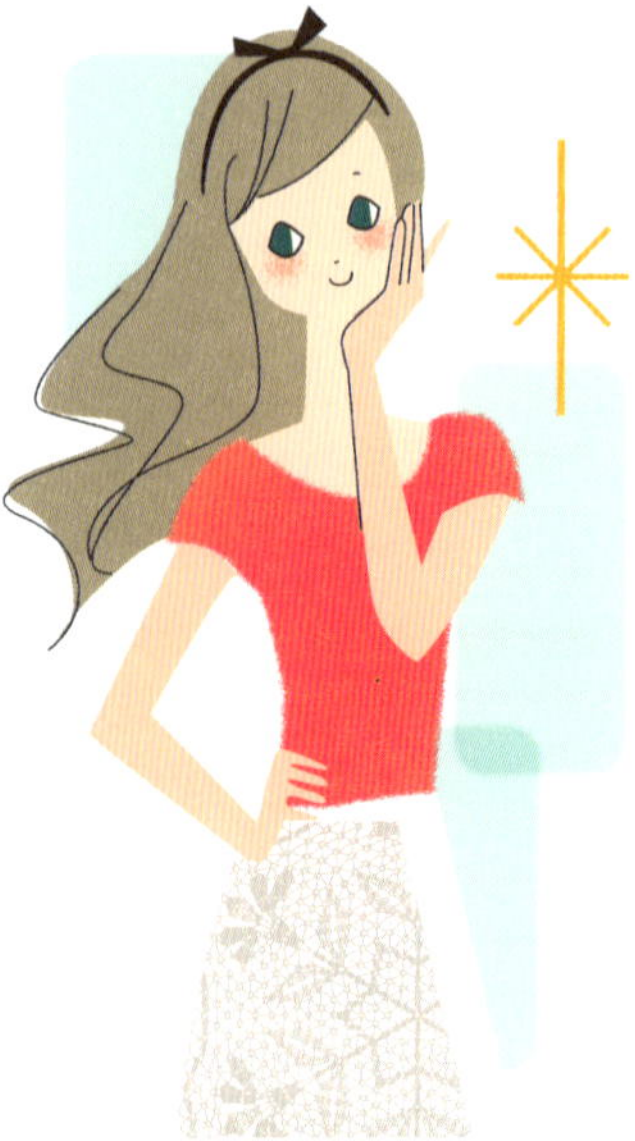

夜だけプチ断食

まずは、夕ごはん1食だけを抜くプチ断食を。一度行なうだけでも効果がありますが、週1回を1か月続けると、さらに効果を実感できます。

❶ 昼食はいつもどおりしっかりと。ただし、肉や油っこい食事は控えます。

❷ 夜は、白湯、はちみつショウガドリンク、ショウガ湯(p.32)などだけにします。

❸ 早めに就寝しましょう。

週末断食に挑戦

金曜日の夜から日曜日にかけての週末断食にも挑戦！　毒素がたまりやすい季節の変わり目、春と秋に行なうと効果的です。

金曜日：朝・昼はふつうに、夕食は、おかゆ、めん類などを軽めにとります。

土曜日：朝昼夜とも、白湯、スープ、生ジュースなどを軽くいただきます。運動は散歩程度にし、リラックスを心がけて静かに過ごします。

日曜日：朝食はスープ、生ジュースなど。昼夜はふつうに食べますが、肉や油っこい料理は控えます。

ポイント

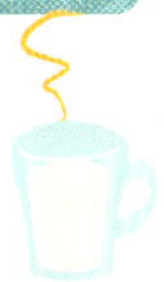

白湯は毎日
1～2ℓ飲む

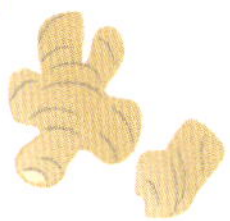

なるべく
ショウガをとる

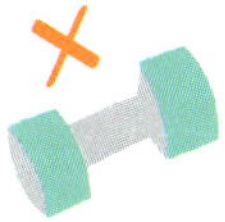

激しい運動は
控える

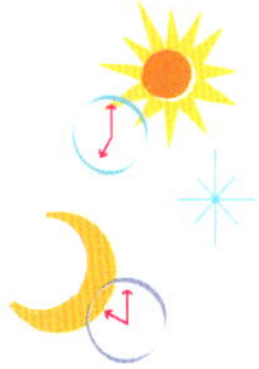

夜は10時就寝
朝は6～7時起床

断食中にオススメのスープ

大根スープ

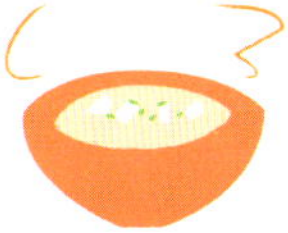

材料（2人分）

ごま油…小さじ2、ショウガ…1かけ、クミン…小さじ1/4、大根…1/2本（1cm幅のいちょう切り）、水…500mℓ、塩…小さじ1/2、しょうゆ…小さじ1と1/2、パセリ（みじん切り）…大さじ1

❶鍋にごま油をひいて弱火で温め、ショウガとクミンを入れます。
❷大根を入れて、焦げないように時々混ぜながら10分ほど炒めます。
❸水を入れてふたをし、中火で大根がやわらかくなるまで煮ます。
❹塩、しょうゆを加え、パセリを散らします。

野菜スープ

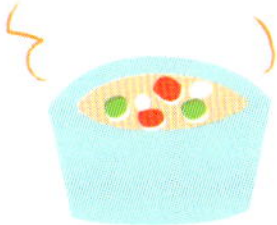

材料（2人分）

水…600mℓ、根昆布…1枚、ショウガ（スライス）…1/3かけ、ローリエ…1枚、季節の野菜…適量、白コショウ…少々、花山椒（あれば）…少々、塩（好みで）…少々

❶鍋に水と根昆布を入れ、しばらくおいて、うまみ成分を出します。
❷ショウガとローリエを加えて火にかけ、沸騰したら季節の野菜を加えます。
❸野菜がやわらかくなったら火を止め、器に盛って白コショウ、花山椒、好みで塩をかけます。

column 2

一品断食で毒を出す

季節によって、消化がしにくく毒になりやすい食べ物があります。季節を通して、その一品を抜く「一品断食」も、毒をためない食生活には効果的です。

spring

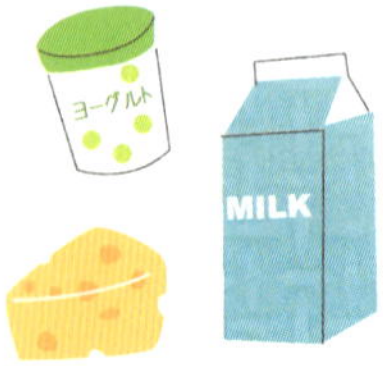

春　チーズなど乳製品を一品断食

かわりに、山菜など苦味の成分を多めにとりましょう。焼いて食べるのがポイントです。

summer

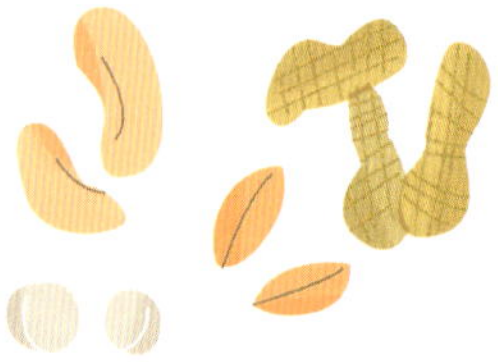

夏　ピーナッツなどナッツ類を一品断食

かわりに、ウリ類など体を冷やすものを上手に取り入れて。油のとりすぎにも注意。

autumn

秋　唐辛子など辛いものを一品断食

かわりに、ショウガで冷えと夏の胃腸の弱りを改善して、消化の火を回復させましょう。

winter

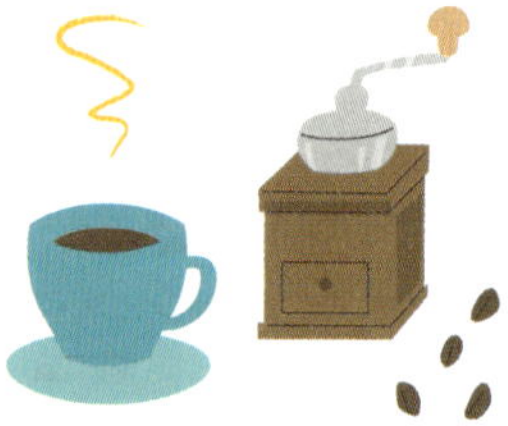

冬　コーヒーなど苦いものを一品断食

かわりに、タンポポコーヒーを飲んで、体が冷えて乾かないようにしましょう。

PART 3

オイルマッサージ編

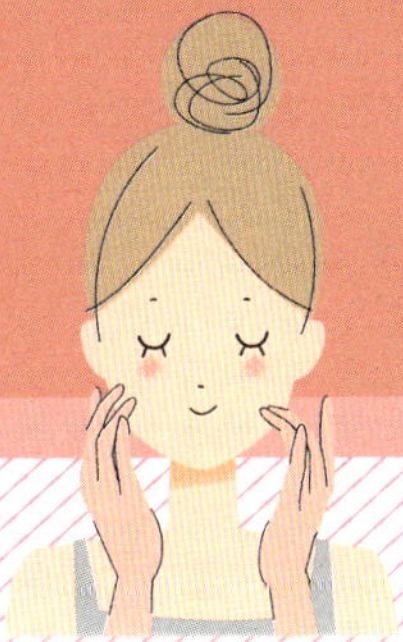

マッサージオイルの作り方とポイント

アーユルヴェーダのオイルマッサージは、ごま油を熱処理（キュアリング）したオイルを使います。

ごま油には、料理でふつうに使われる焙煎したごまを使うものと、生のごまをしぼって作るものがありますが、マッサージで使うのは後者。透明でにおいもなく、「太白ごま油」とか「生しぼりごま油」として売られています。

これを加熱することで、皮膚から浸透されやすくなり、不純物もとばされるのです。

アーユルヴェーダでは、ごま油はエネルギー値が高く、「冷え」と「乾燥」の毒を取り除いて、「温かさ」と「潤い」を与えてくれます。活性酸素を取り除く成分も含まれているので、アンチエイジングにもなるという、いいことずくめのオイルなのです。

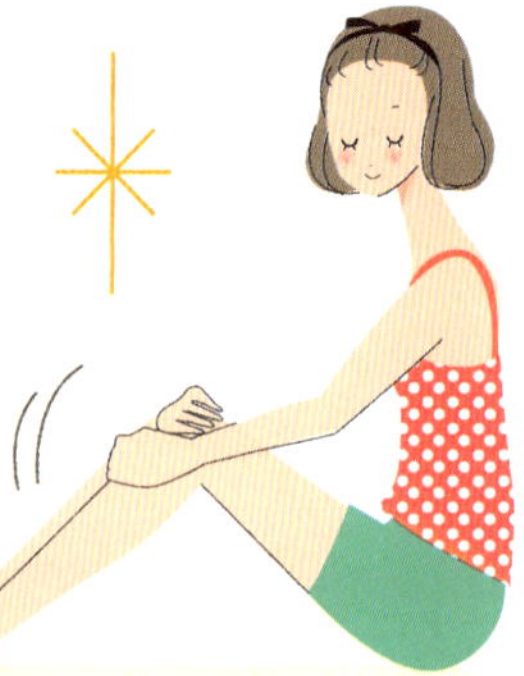

オイルマッサージのポイント

＊マッサージは、体の中心部から外側へ、上から下へ、が基本

＊ごま油の量は、全身のマッサージで大さじ2くらい

＊時間は、全身で5〜10分程度が目安。時間のないときは、頭と足裏だけでもOK

＊オイルマッサージのあとすぐにシャワーで流すと、ジトジトしたり、詰まったりすることがあるので、乾いたタオルでオイルをふき取ってから流しましょう

＊食後すぐ、生理中、熱があるとき、体調の悪いときは控えましょう

＊肌が弱い人、アレルギーのある人は、腕の内側などの目立たないところに3日ほど毎日少量のオイルを塗って、反応を見てから行ないましょう

マッサージ用ごま油の作り方

ヘッドマッサージ（p.58）、ごま油うがい（p.79）、鼻洗浄＆点鼻（p.80）、セルフケア（PART7）で使うごま油も、すべてこの方法で熱処理（キュアリング）をしましょう。

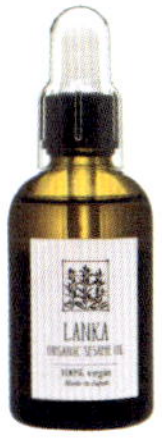

市販されているマッサージ用ごま油、100％オーガニックの「ココセサミ」。（日本ナチュラルヒーリングセンター）

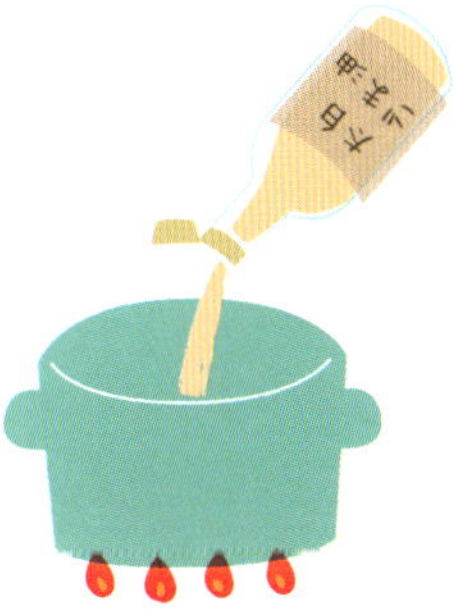

❶ 太白ごま油または生しぼりごま油1ビン（500㎖）を鍋に入れ、弱火で温めます。

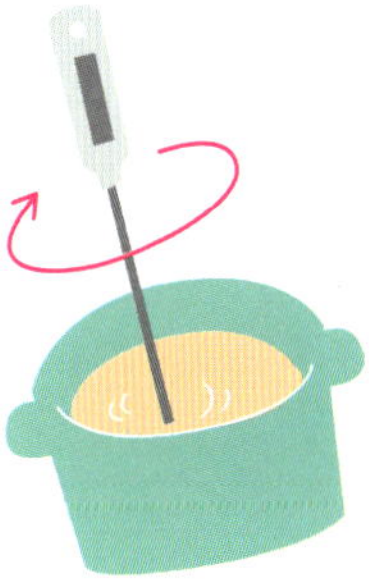

❷ 温度計で静かにかき混ぜながら、110℃になったところで火を消します。

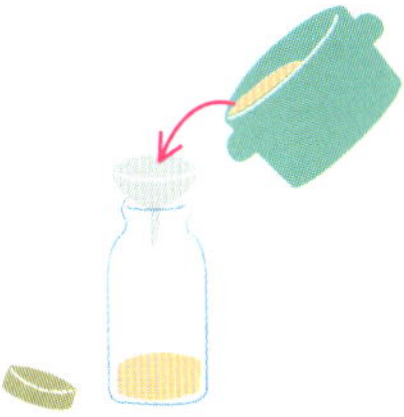

❸ そのまま20～30分冷まし、あら熱がとれたら、ビンや密閉容器に入れて冷暗所に保存します。

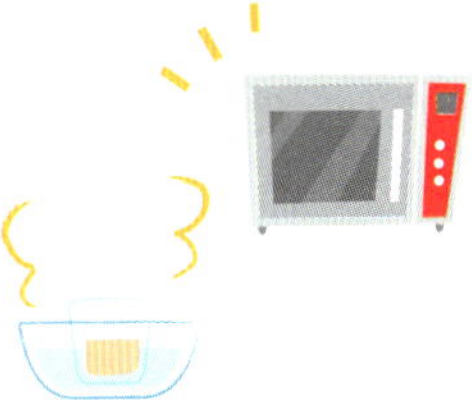

❹ 使うときは、湯せん（または電子レンジ）で、人肌程度に温めます。

＊香りを楽しみたい人は、ローズマリーやラベンダーなどの精油を加えてみてください。ごま油50㎖に精油10滴が目安です。

＊夏から初秋にかけての暑い時期は、オリーブオイルやココナッツオイルもオススメ。その場合はキュアリングは必要ありません。

顔のオイルマッサージ

顔のリンパ液や老廃物を流し、気になるむくみやくすみを解消します。

オイルマッサージなら、オイルの効果も実感できますが、洗顔のときの泡や、洗顔後のクリームをつけるときでもOK。

全身に行なう時間がないときでも、顔と足の裏だけはぜひ行なってほしいところです。

1

両手の人差し指、中指、薬指を、あごの骨の少し上に、親指をあごの下に当てて、プッシュ。

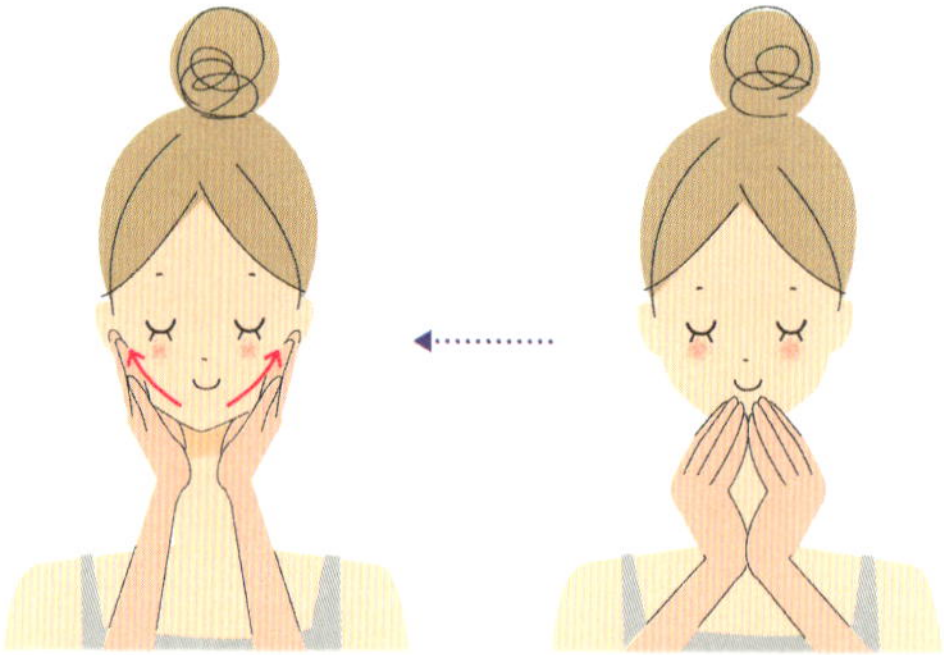

そのまま、あごのラインにそって耳までさすり上げます。これを3回くり返します。

2

人差し指と中指を口角に当て、ギュッと押しながら斜め上方向に口角を引き上げます。

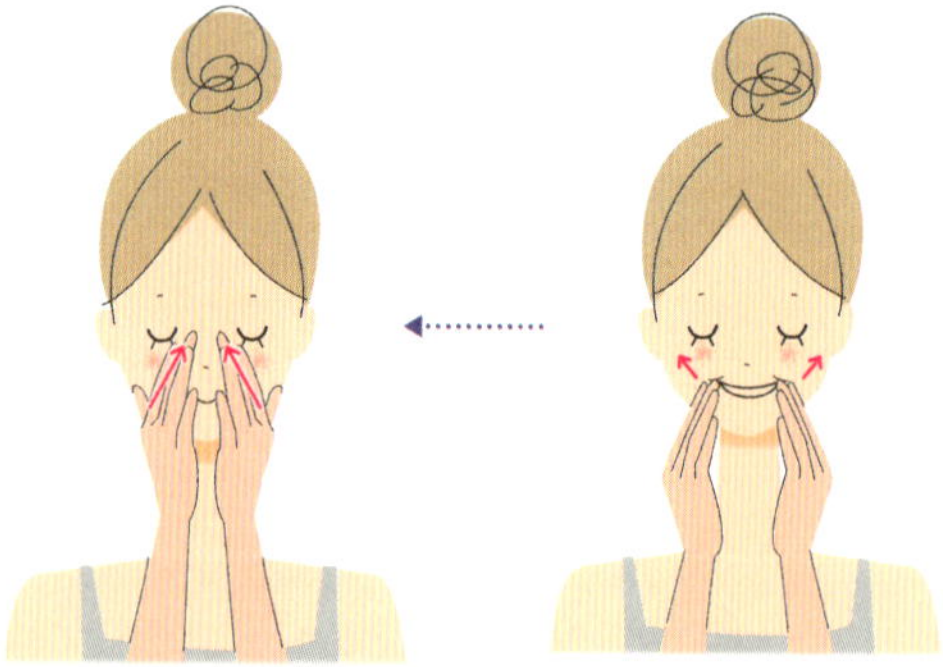

そのままほうれい線と鼻の横を通って、目頭までなで上げます。これを3回くり返します。

3

親指を目頭と眉の間のへこんでいるところに押し当てて、上方向にプッシュ。

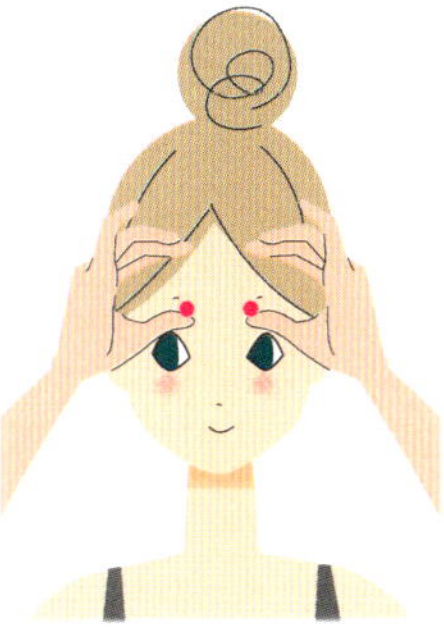

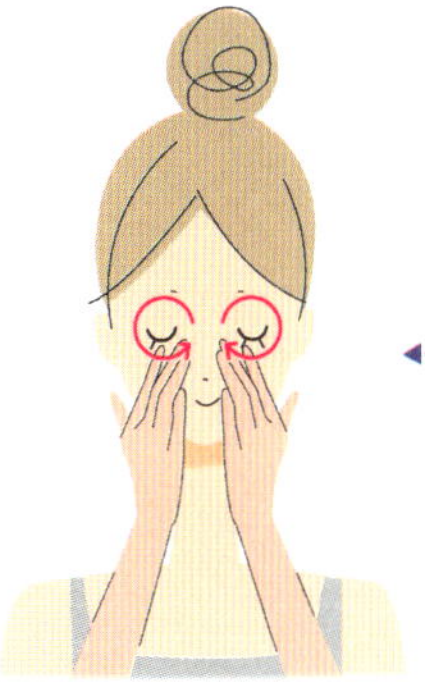

それから人差し指、中指、薬指で目のまわりをさすります。これを3回くり返します。

4

両手の指全体を使って、おでこをはしからはしまでなで上げます。これを3回くり返します。

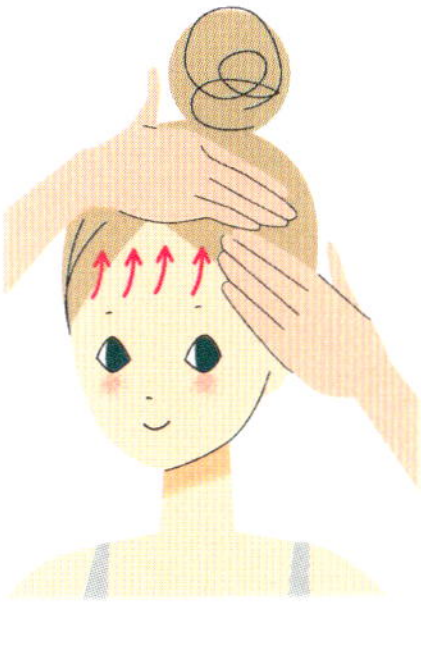

5

両手の指先すべてを使って、顔全体を、ピアノをひくようにぽろんぽろんと刺激します。

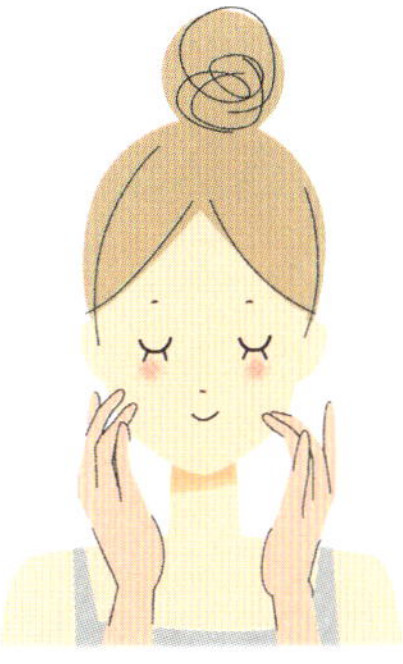

首・肩・腕のオイルマッサージ

首や肩は老廃物が詰まりやすいところでもあるので、マッサージでよくほぐし、流れをよくしてあげましょう。パソコンに向かう時間が長い人、肩や首がこりやすい人、頭痛に悩まされている人に、とくにオススメです。

少し強めの力で、ぐっぐっとマッサージしましょう。

一方の手で1～5まで行なったら手を替え、同じように5まで行なって、6、7と進みます。

1

指全体を耳の下に当て、首の横の太い筋肉を、耳の下から肩先までさすり、首の緊張をほぐします。これを3回くり返します。

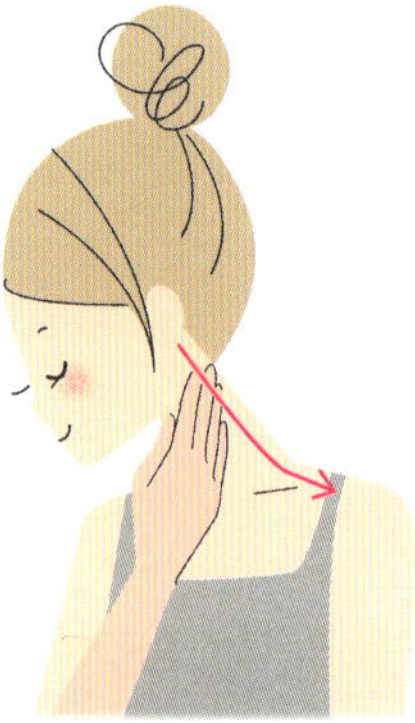

2

肩のとがっている骨のところを、人差し指、中指、薬指で、重さをかけて前後にぐっぐっとほぐします。

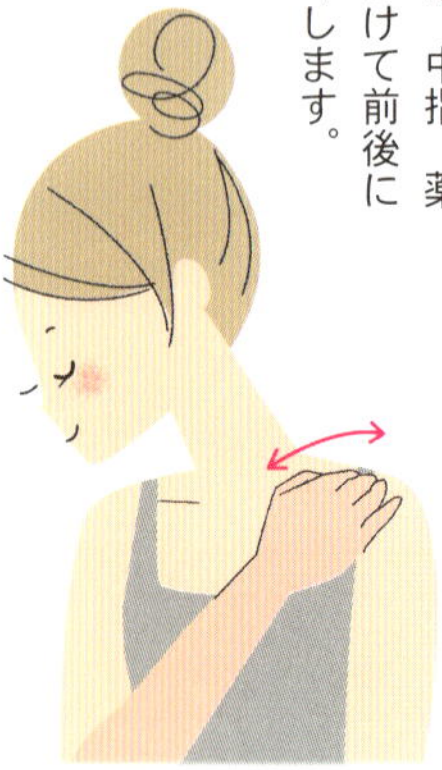

3

肩の後ろの腕の付け根（出っ張っている骨の下のへこんでいる部分）に人差し指、中指、薬指の指先をさしこみ、ぐりぐりとほぐします。

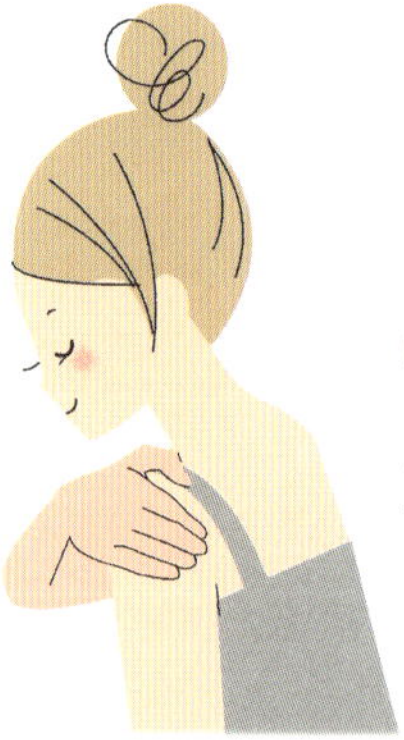

4

鎖骨の下に、人差し指、中指、薬指を押し当て、鎖骨のラインにそって、体の中心から外側へもみほぐします。

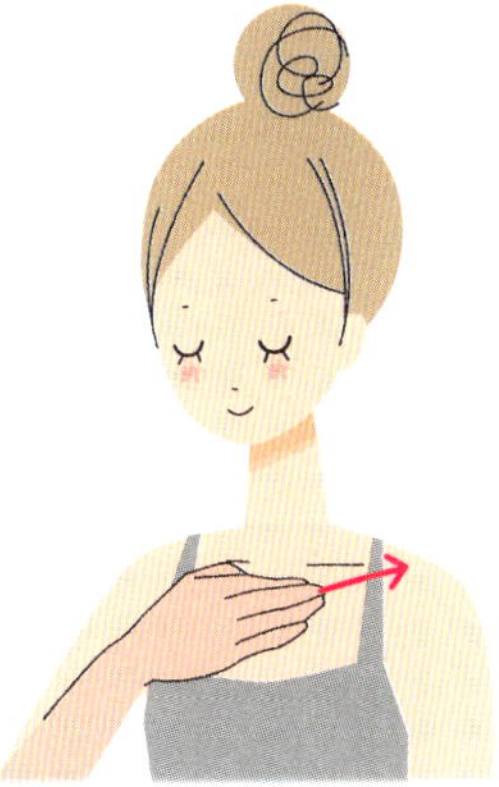

5

腕全体を、手のひらで上から下までなで下ろし、下から上へなで上げます。これを3回くり返します。

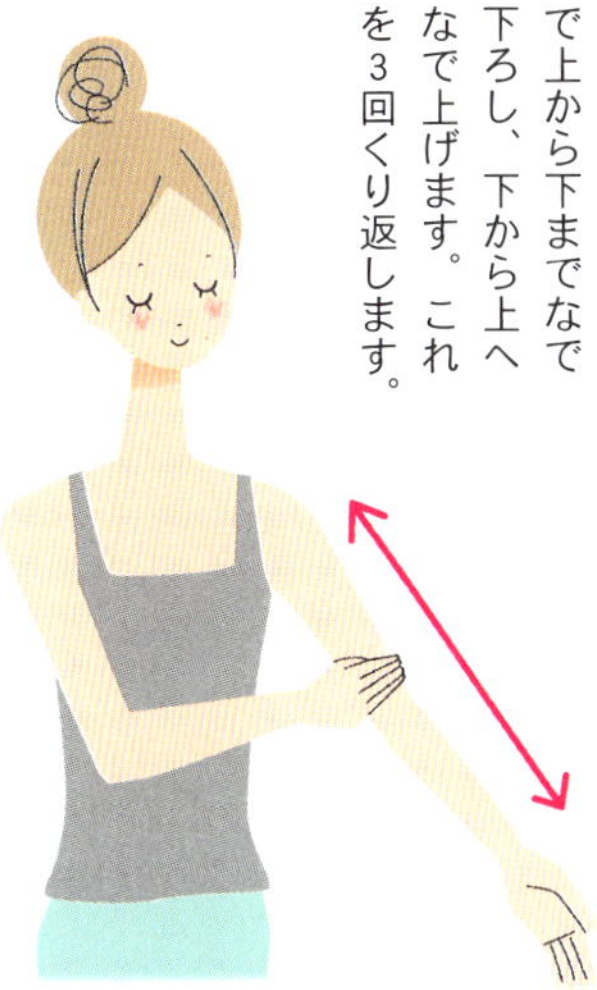

6

後頭部から首にかけてのへこんでいる部分のツボに両手親指を押し当て、ぐーっと3回プッシュします。

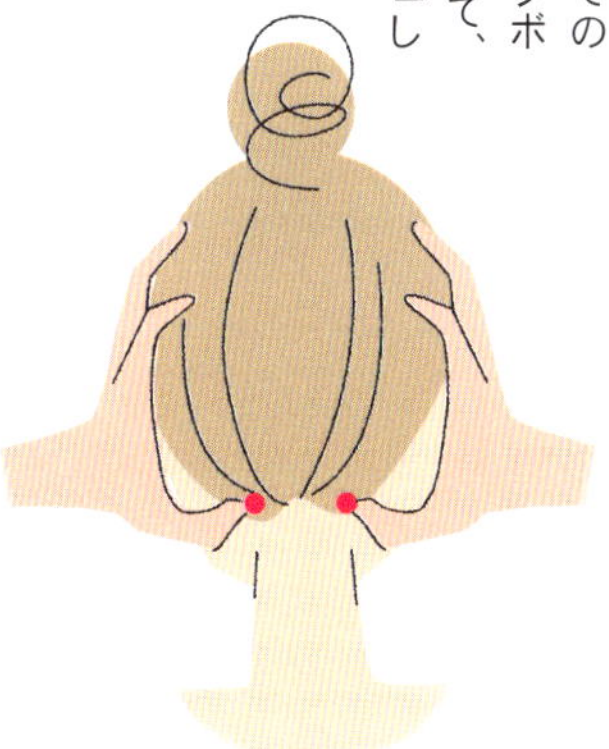

7

首の前を、両手の指全体を使って、下から上へ3回なで上げます。

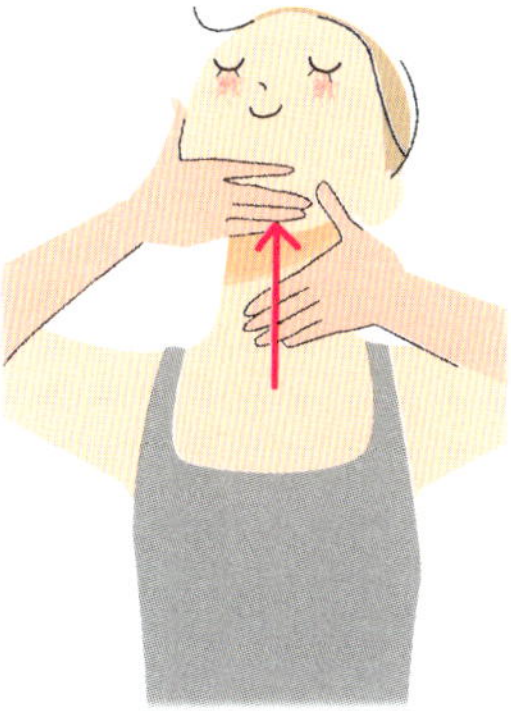

お腹と腰のオイルマッサージ

お腹のマッサージは、お腹の調子をととのえ、気になるウエストの引き締めにも効果的。お腹を動かすことはストレス解消にもなるので、とくに力をこめてマッサージしましょう。腸の巻いている方向にしたがって、右側のお腹から行ないます。

　腰のマッサージは、腰痛や背中のこりをほぐし、骨盤を温めてゆがみをととのえます。

1

左手の指をみぞおちに当て、右手で補助しながら、肋骨のラインにそって、強めの力で右わき腹までもってきます。

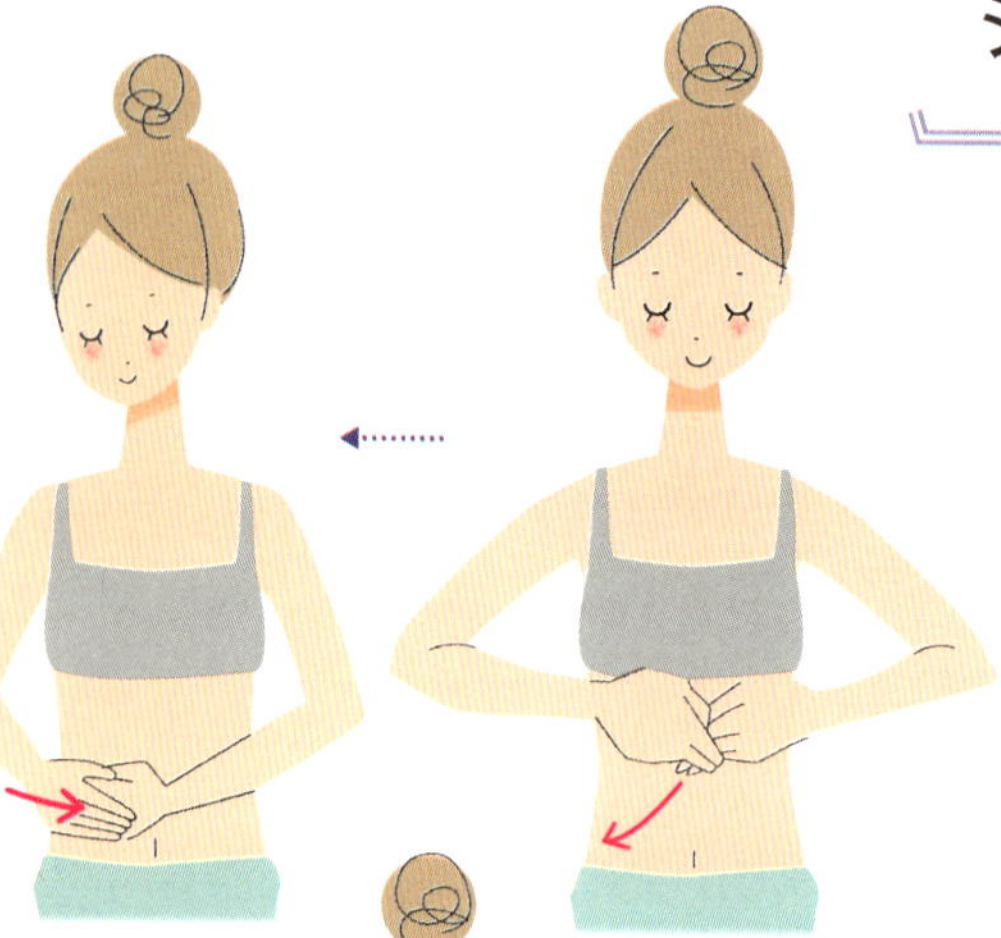

わき腹にいった手を、力をこめておへそまでもってきます。これを3回くり返し、左側も同様に行ないます。

2

みぞおちからおへそまで、両手の指を使って、なで下ろします。強めの力でこれを3回くり返します。

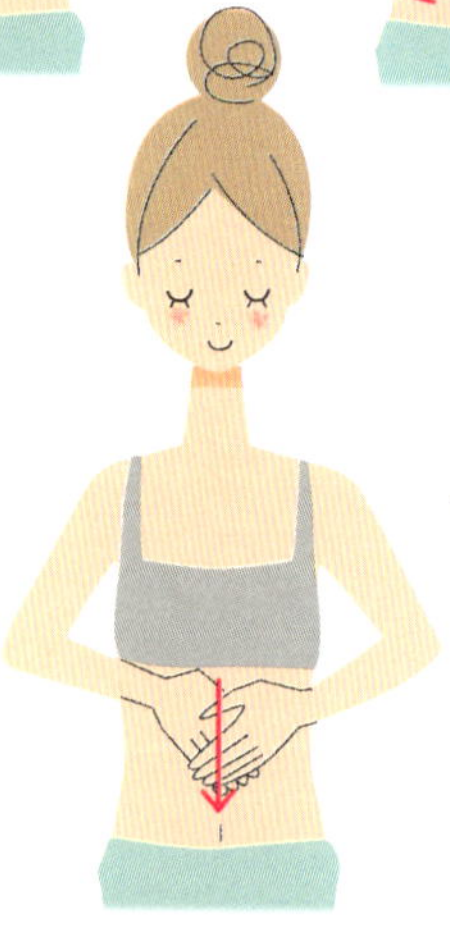

3

両方の手のひらを、重ならないように上下にお腹に押し当て、力をこめて、横に引きます。

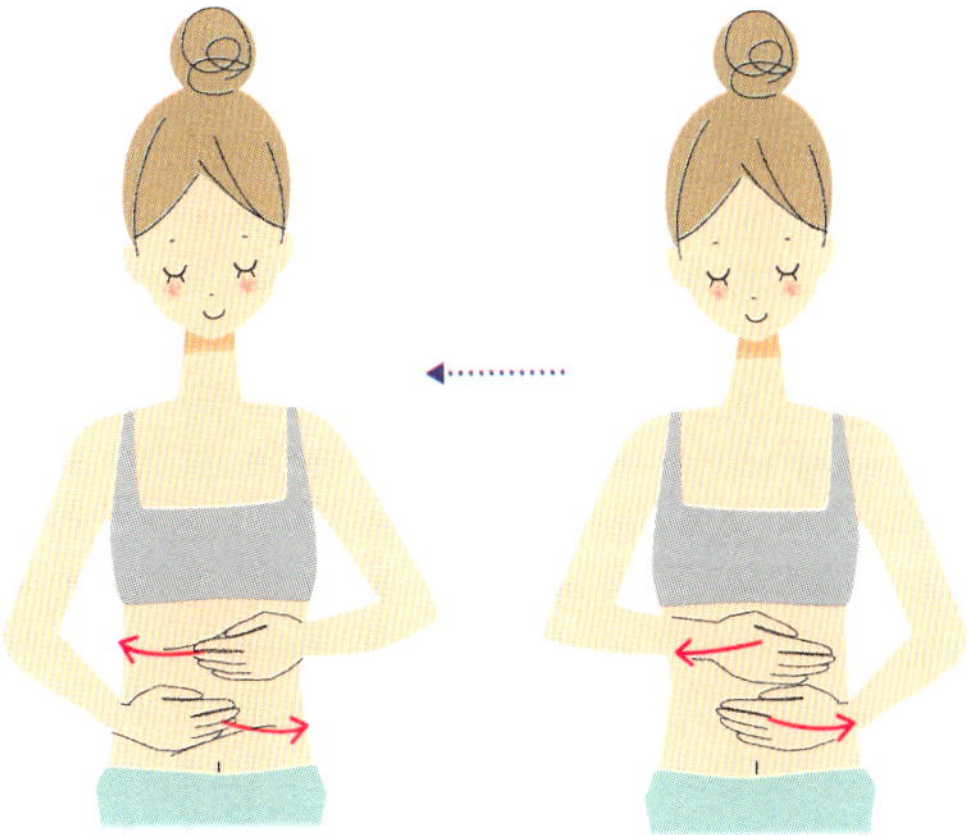

また力をこめて真ん中にもっていき、真ん中でクロスさせて、お腹の肉をしぼってねじるようにし、わき腹までもっていきます。これを3回くり返します。

4

背中側、骨盤の上のへこんでいる部分に、両手親指を強めに当て、親指で円を描くようにぐりぐりします。

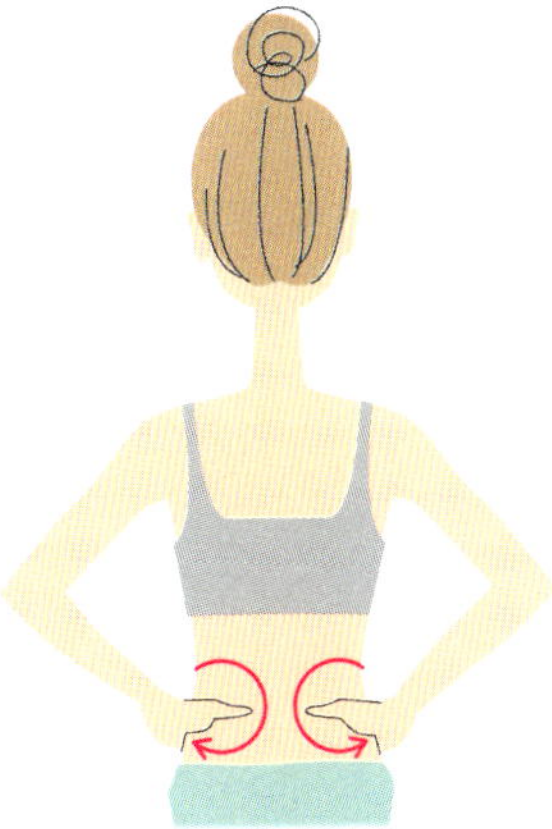

5

両手のひらの付け根のふくらんだ部分を、背中の骨盤の上に押し当て、骨盤にそって外側に円を描くようにして、お尻全体を強めにマッサージ。これを3回くり返します。

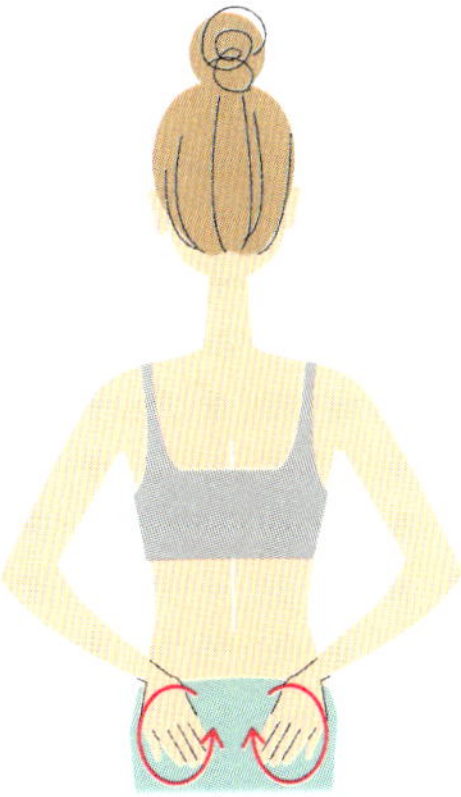

足のオイルマッサージ

足、とくに足の裏はすべての内臓が関係し、さまざまなツボが集中している重要な部分。老廃物が詰まりやすい部分でもあるので、顔同様、時間がないときでも足の裏だけは行なってほしいもの。ツボを刺激するだけでも違いますので、オイルの用意がないときでも行なってみてください。

1から10まで終わったら、反対側を行ないます。

1

足の指の骨と骨の間を、ぐりぐりとほぐします。

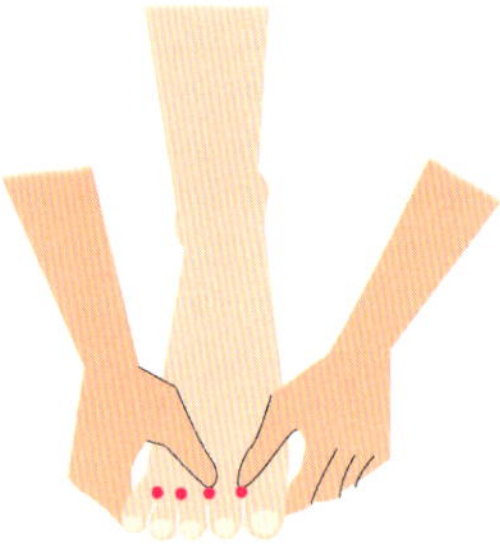

2

親指から順番に、指の付け根から指先に向かって、流すようにマッサージします。

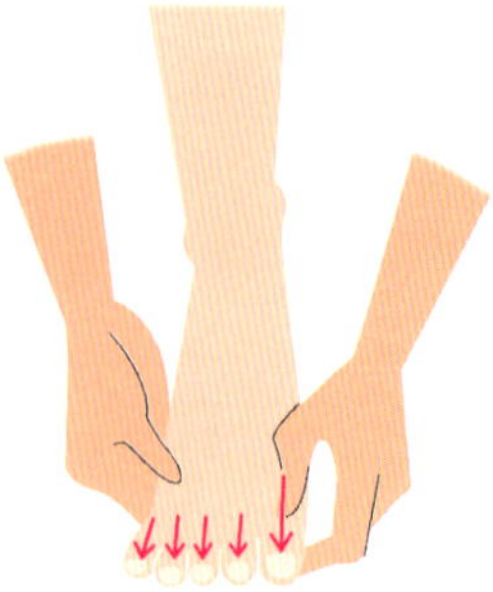

3

左右のくるぶしのまわりを、くるくるとマッサージ。とくに、骨の後ろのへこんでいる部分は、力を入れてほぐします。

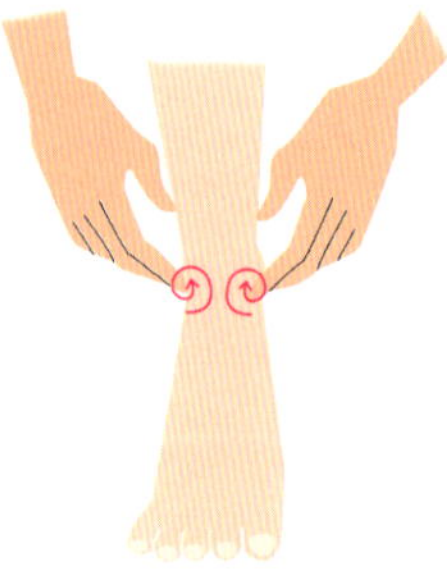

4

両手の指の第2関節の部分をローラーのように使って、足全体をほぐすようにマッサージします。

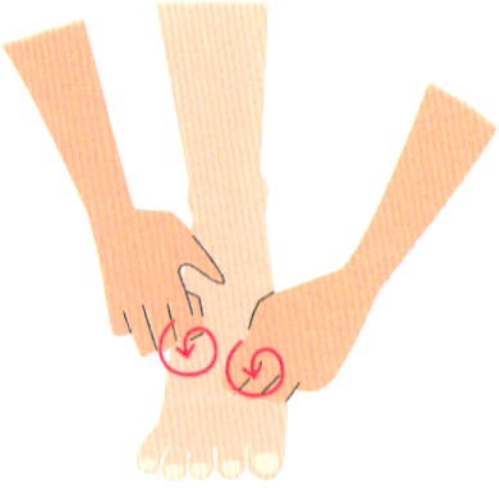

5

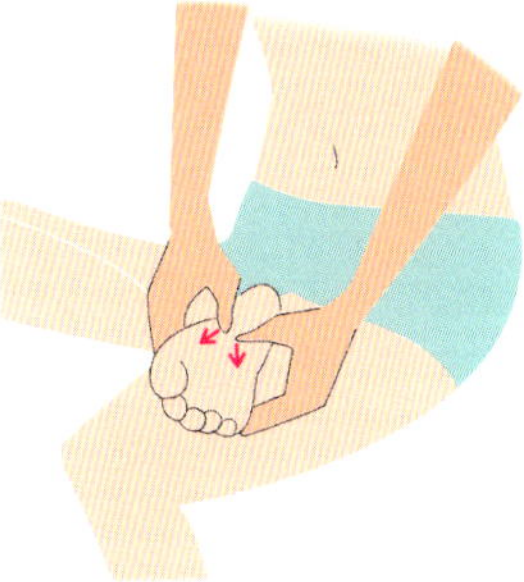

足の裏全体を、強めの力でぐっぐっとプッシュします。

6

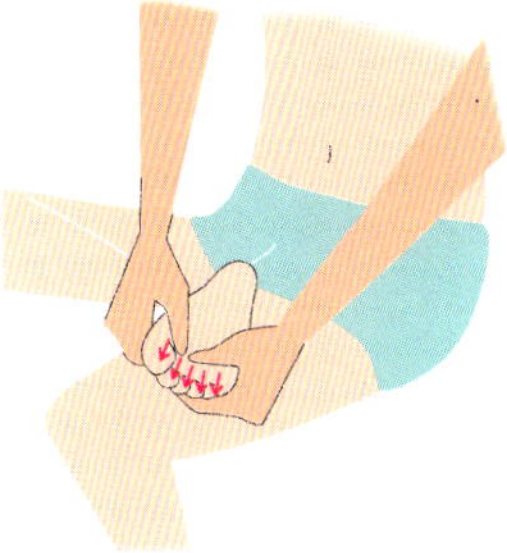

土踏まずの上のふくらんでいる部分から、足の指先に向かって、流すように強めにマッサージします。

7

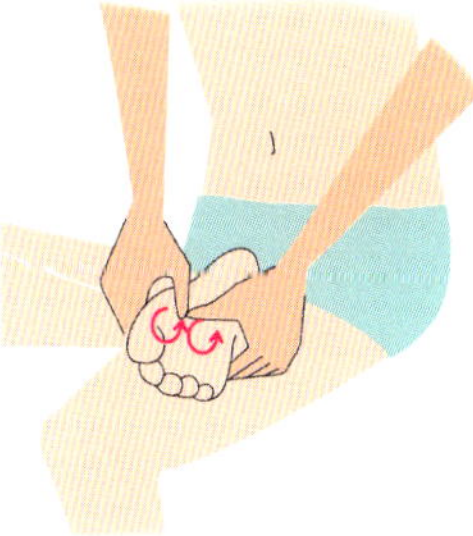

土踏まずの部分を数か所、円を描くようにしてぐりぐりとほぐします。

8

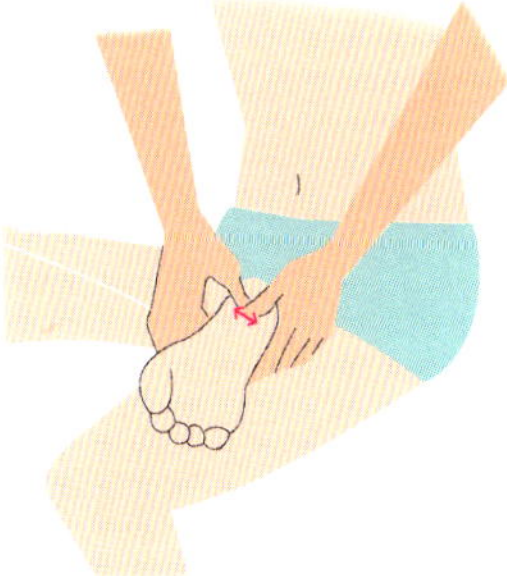

かかとを数か所、両手親指で横方向に押します。

9

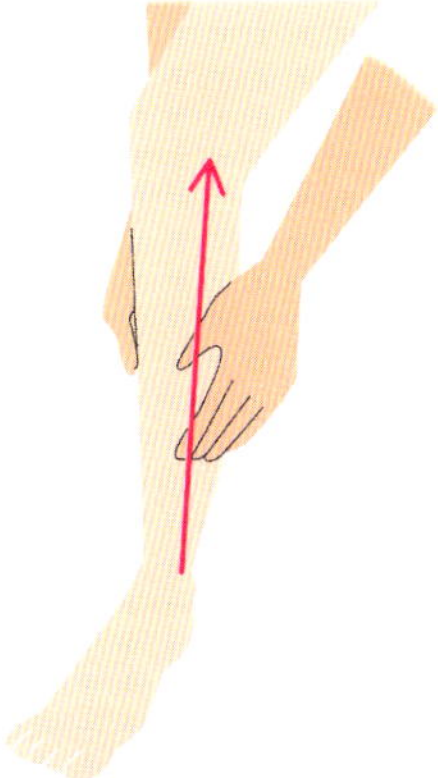

足首からひざまで、数回なで上げます。

10

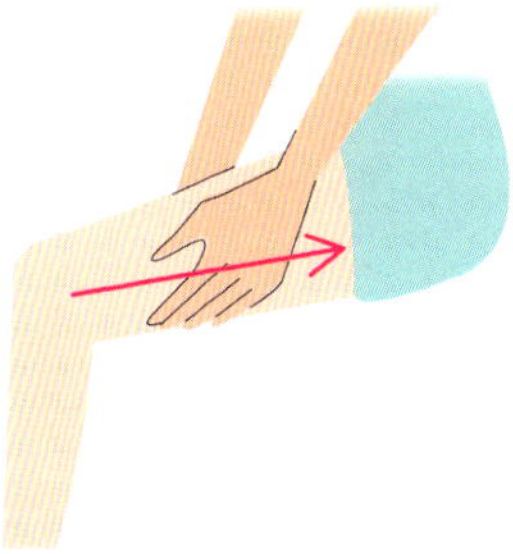

ひざから足の付け根まで、数回なで上げます。内ももは入念に行ないましょう。

column 3

ガルシャナ

強い冷え性の人、だるさが強い人、むくみがある人、汗をかきにくい人は、オイルマッサージの前にガルシャナを行なうと、さらに効果アップ！　ガルシャナは、乾いた布を使うインドの乾布摩擦。全身をこすることで、水のエネルギーを減らし、冷えて湿った肌を温めます。お風呂の前に行なうのもよいでしょう。

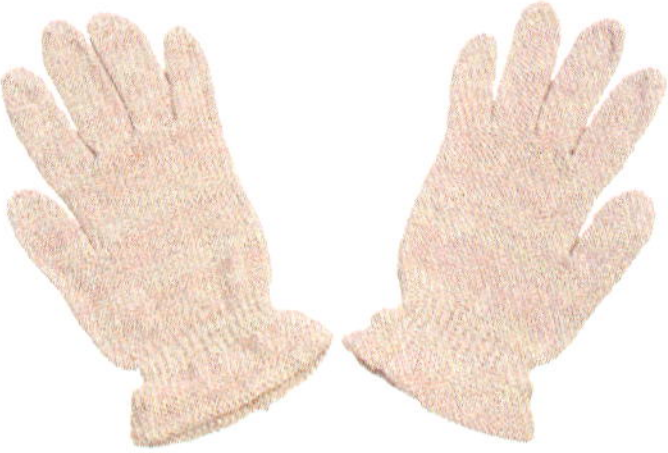

肌触りが極上な、ガルシャナ用の絹100%の手袋（日本ナチュラルヒーリングセンター）。麻や木綿などの天然素材の布でもOKです。

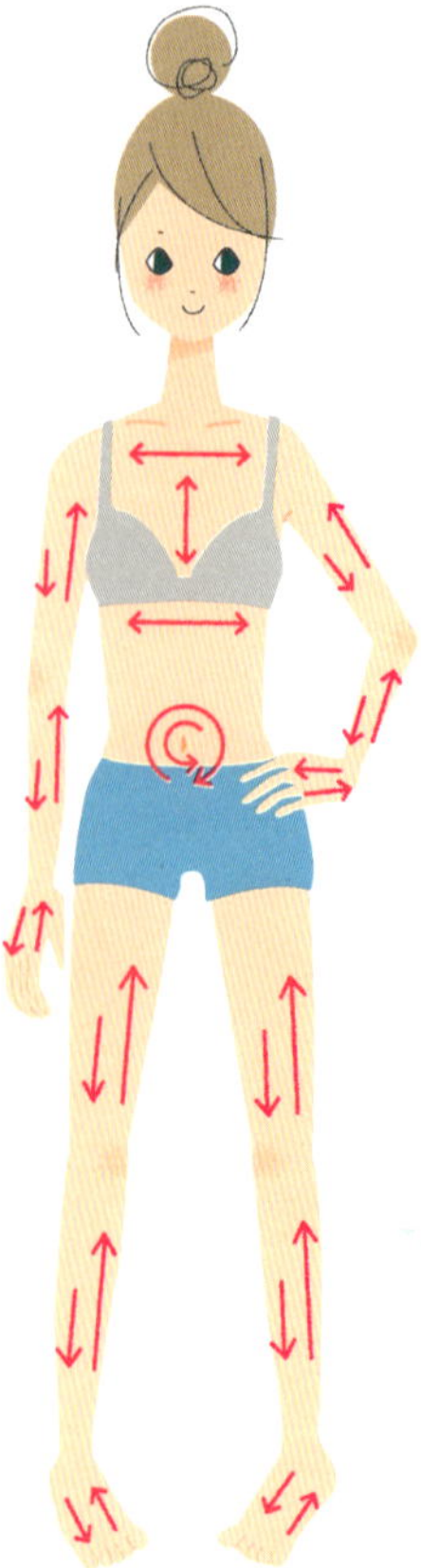

各パーツを、シャッシャッシャッシャッと、勢いよくこするのがポイントです。

PART 4

美容編

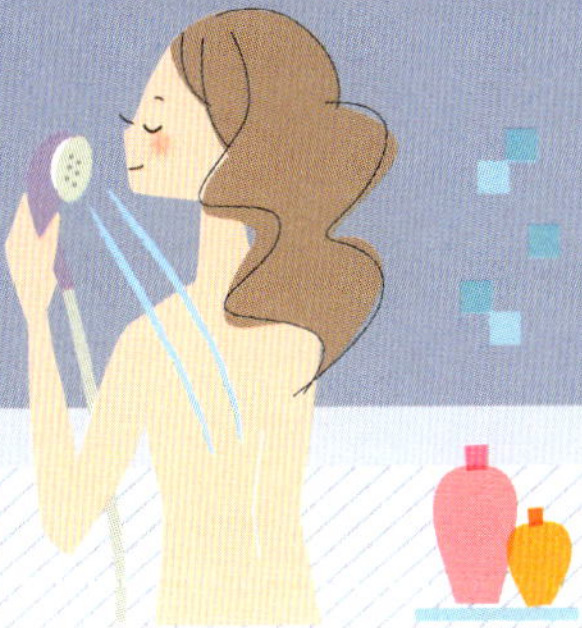

毒出し美人のお風呂タイム

アーユルヴェーダで毒出し美人を目指すなら、毎日のお風呂タイムを活用しない手はありません。

朝は、血行をよくして目覚めをうながす温冷浴がオススメ。疲れがたまった夜は、ゆっくり半身浴をして体のこりをほぐしましょう。

デトックス（解毒）効果の高いおうちサウナも、ぜひ試してみてください。

朝は温冷浴

熱いお湯と水に交互につかる方法。自律神経をととのえ、眠気を吹き飛ばします。全身の血行がよくなり、疲労回復、冷え性やむくみにも効果大です。

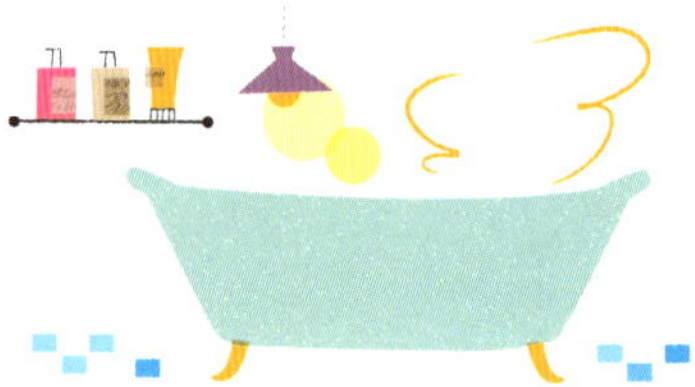

❶ バスタブに41℃くらいのお湯をはり、2〜3分つかります。

❷ バスタブから出てシャワーでひざ下に水
⇦ バスタブ1分
⇦ 足の付け根から下に水
⇦ バスタブ1分
⇦ 心臓から下に水
⇦ バスタブ1分

❸ 最後に、頭の上から水を浴びて上がります。

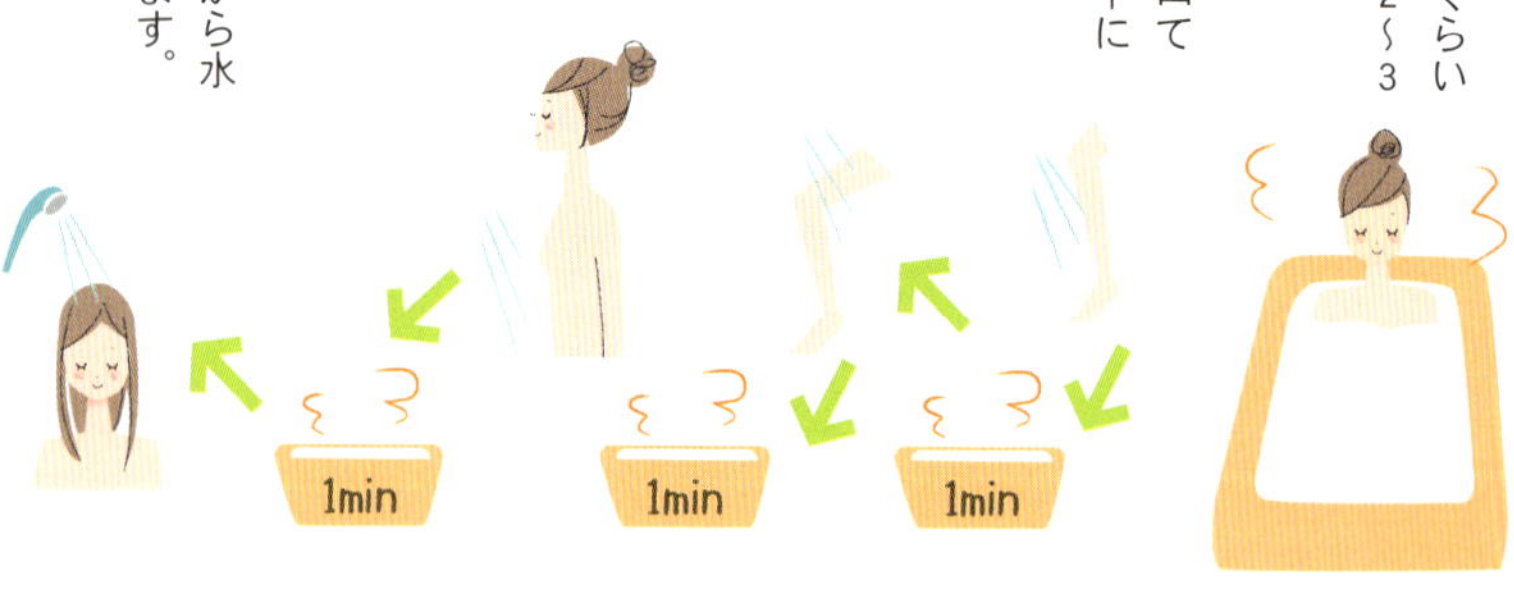

夜はゆっくり半身浴

胸は出して、首と背中はお湯につけるのが、疲れやこりを取るコツです。

point 1
バスタブに首の後ろをつけ、胸はお湯から少し出して15～20分。首から背中、肩のこりがほぐれます。

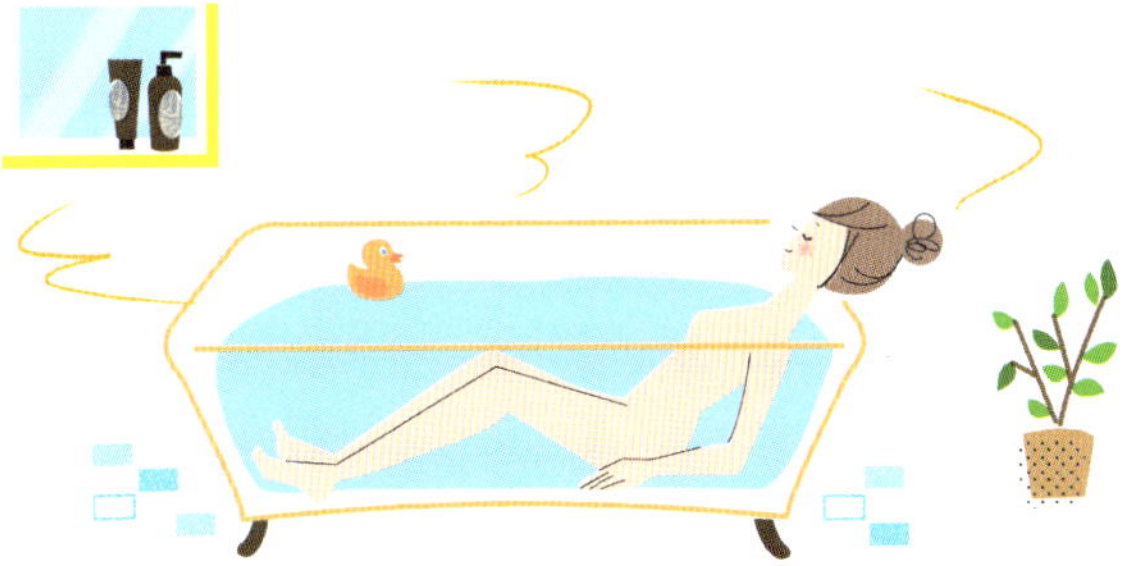

point 2
バスタブの中で、足の中指と薬指の間をもみこむと、汗がじわっと出てきます。

point 3
照明を落としてアロマランプやアロマキャンドルを灯すと、気持ちが落ち着いてきます。目を閉じると深いリラックス感が得られ、安眠にもつながります。

デトックスにはおうちサウナ

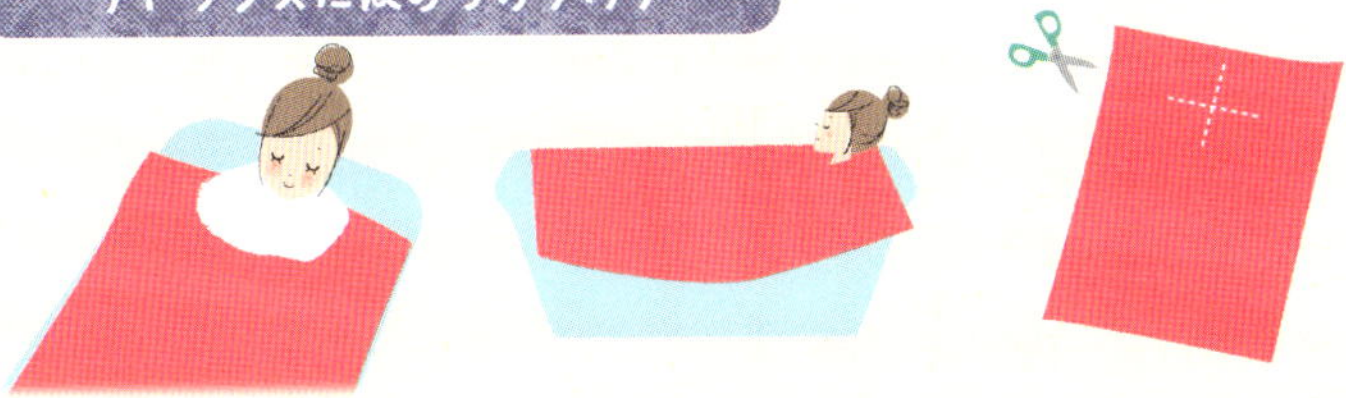

❶ 湯船を覆う大きさのビニールクロスを用意し、頭の位置にはさみで20㎝程度の切りこみを十字に入れます。

❷ 39～41℃のお湯が入った湯船に腰までつかり、ビニールクロスの切りこみから顔を出して湯船を覆います。

❸ 切りこみの入った首のまわりや肩にぬれた温かいタオルを巻いて、15～20分。蒸気が逃げないので、汗がどんどん出てきます。

髪を解毒し、美しく保つために

最近は、薄毛や髪のトラブルに悩まされている女性も少なくないですね。髪のトラブルのおもな原因は、ストレスという毒や、体に悪い食事。毛髪は毒素が排泄される大切な場所ですから、健康に保ちましょう。

まず、シャンプーやコンディショナーは、できるだけ合成界面活性剤、合成ポリマー、防腐剤、酸化防止剤、合成香料の入っていない植物性のものを選ぶこと。そのほか、美髪のための6つのポイントをご紹介します。

美髪のポイント

point 1 定期的にヘッドクレンジング

週に1回は、シャンプー前に卵白で頭皮をクレンジング。髪のべたつきやにおいをおさえ、解毒効果もアップします。

❶ 卵白1個分を軽く泡立てます。髪が脂っぽいときは、ライムのしぼり汁大さじ1を加えます。

❷ 髪、頭皮全体に十分になじませ、温かいタオルで頭部全体を包みます。

❸ 5分たったら流します。

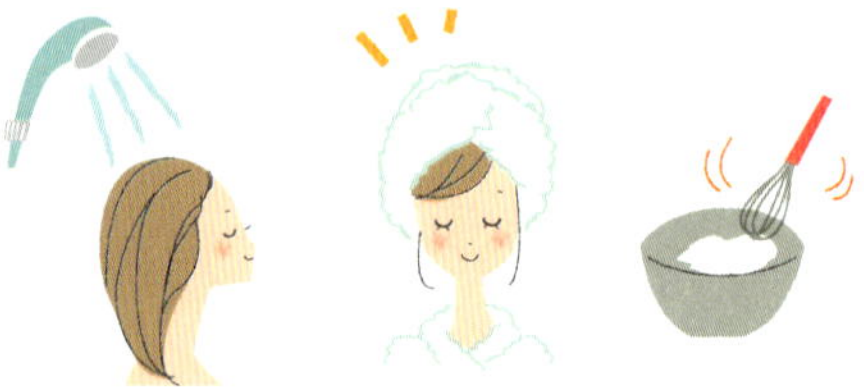

髪の乾燥が気になるときは

卵黄でクレンジング。卵黄1個分とライムのしぼり汁大さじ1を混ぜたものを髪につけ、5分後に流します。

point 2 ヘッドマッサージも定期的に

シャンプー前のヘッドマッサージ（p.58）も定期的に。ツバキ油、ごま油など天然のヘアオイルを使いましょう。

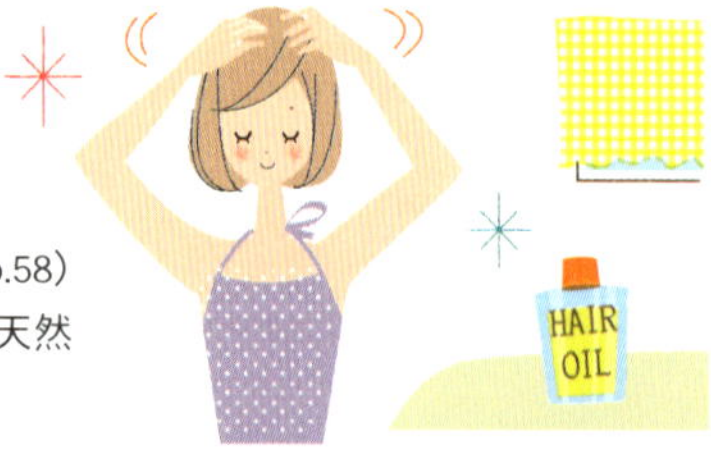

point 3 とかすときはオイルをつけて

マッサージ用ごま油50㎖に、ローズマリーまたはラベンダーの精油を10滴。このオイルを数滴頭皮にたらしてから、下向きに50回ほどブラッシングします。

point 4 髪は朝洗う

夜は月の影響で、冷えと水の多い時間帯。夜の洗髪は冷えと水をさらに増やしてしまうので、朝がベター。

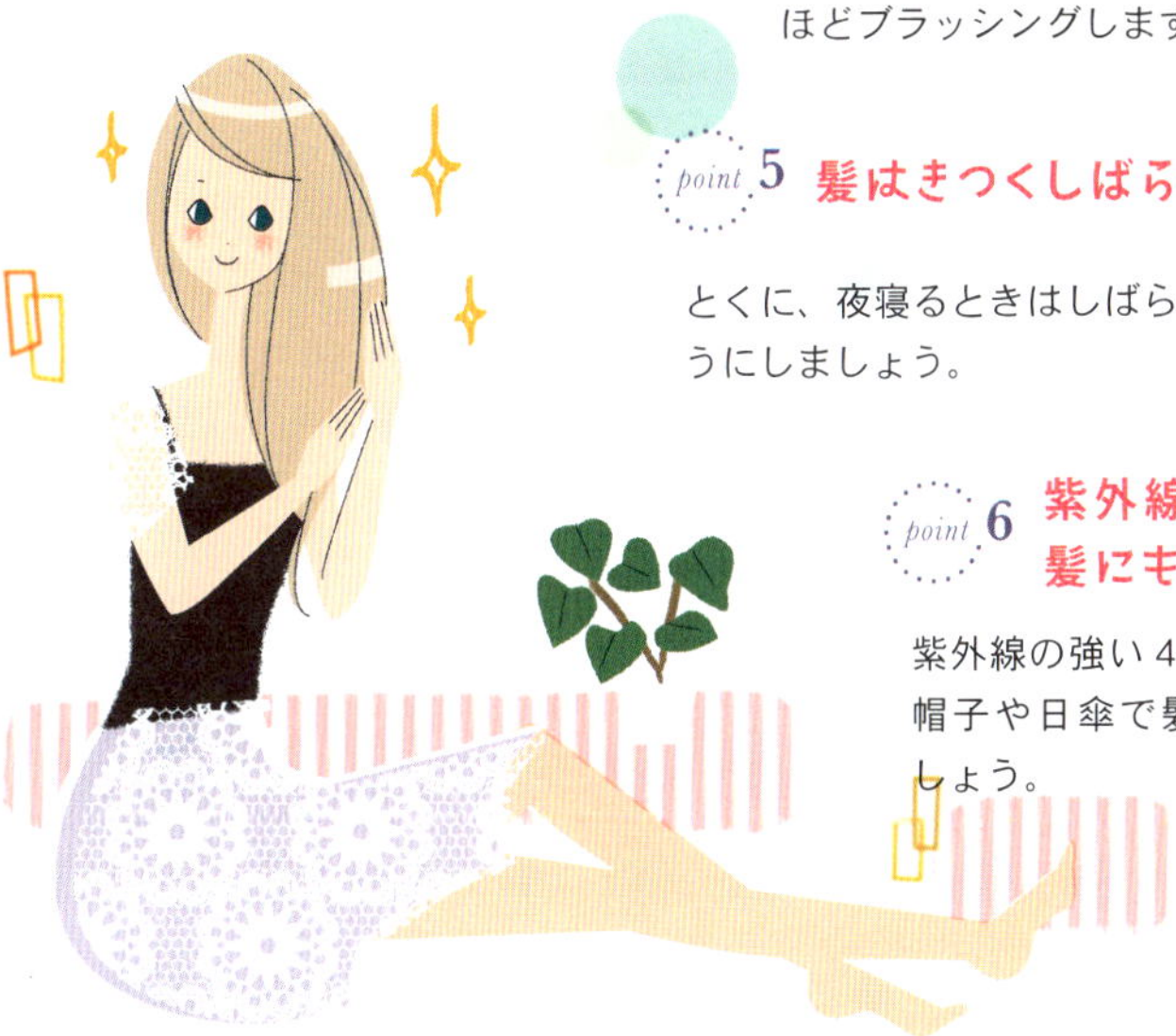

point 5 髪はきつくしばらない

とくに、夜寝るときはしばらないようにしましょう。

point 6 紫外線は髪にも天敵

紫外線の強い4～10月は、帽子や日傘で髪を守りましょう。

自分で作る入浴剤

それぞれブレンドしたら、茶葉袋またはガーゼの袋に入れてバスタブへ。

むくみに！	・岩塩…1カップ ・無農薬の大根葉を軽く干したもの（またはみかんの皮を干したもの）…1/2カップ
炎症を起こしがちな肌に！	・スキムミルク…1カップ ・ローズ…1/2カップ
乾燥肌に！	・オートミール…1カップ ・カモミール…1/2カップ

アーユルヴェーダのヘッドマッサージ

古代インドの言葉＝サンスクリット語では、ヘッドマッサージのことを「チャンピ」といい、「シャンプー」の語源ともいわれています。それだけ昔から、頭皮ケアにはこだわりがあるのです。

チャンピは髪を健康に保つために欠かせない頭皮ケアで、インドでは、その方法が母から子へと代々受け継がれているほど。

シャンプーで汚れを洗い流すだけでは、髪にたまった毒素の排泄は不十分。定期的にヘッドマッサージを行ないましょう。

ヘッドマッサージのやり方

シャンプー前に行ないます。何もつけなくてもOKですが、オイルをつけると、より効果的。ヘッドマッサージは頭皮や髪にいいのはもちろん、顔のたるみ防止にも効きます。

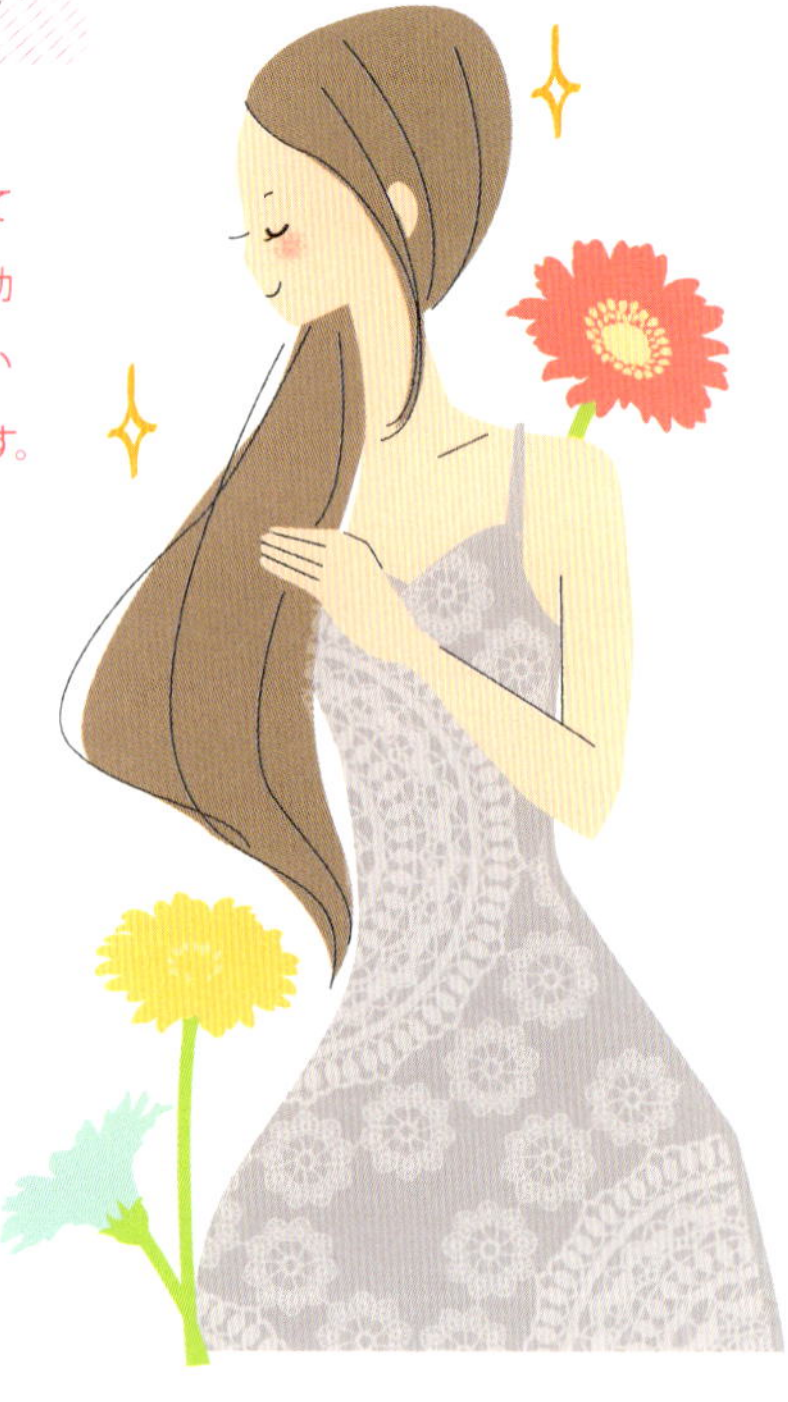

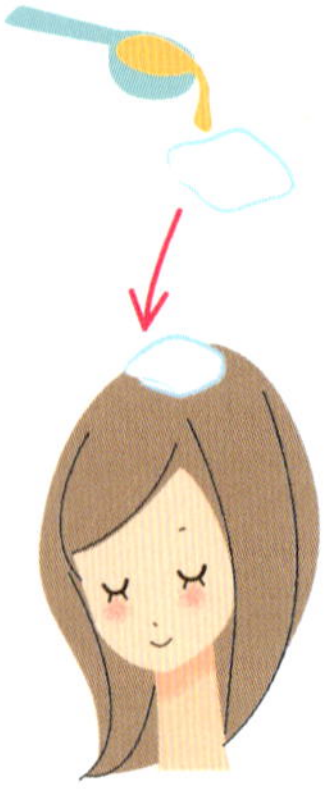

❶マッサージ用ごま油またはツバキ油大さじ1をコットンに浸して、頭のてっぺんにのせ、数回呼吸をします。

❷コットンを持ち上げて、しぼります。

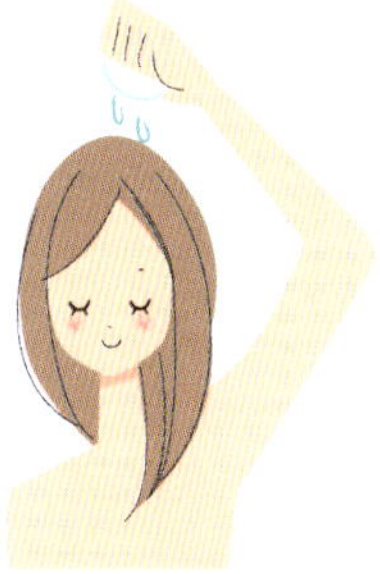

❸右手を頭のてっぺん、左手をひたいに置き、右手は頭の後ろを通って右耳まで、左手は左耳までなで下ろします。

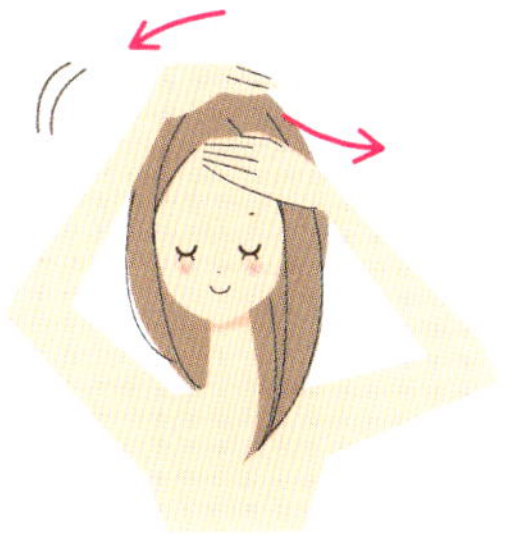

❹すべての指と、手のひらの付け根のふくらんでいる部分を頭に押し当て、上から下へともみほぐすのを、数回くり返します。

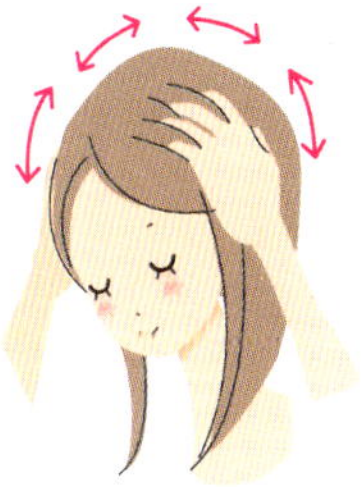

❺後頭部から首にかけてのへこんでいる部分を親指で強くプッシュし、さらにそこから外側へ2か所プッシュします。

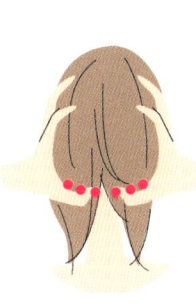

❻両手の人差し指を髪にさしこみ、髪をぎゅっとつかんで持ち上げ、ふわっと力を抜きます。これを数回くり返します。

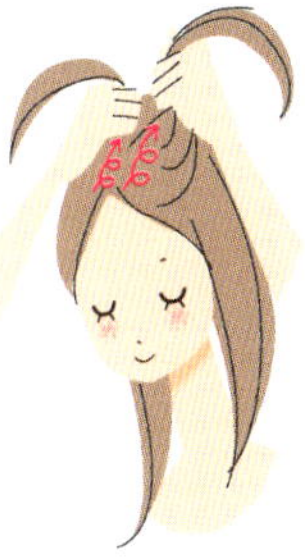

❼オイルは流さず、そのままシャンプーをしましょう。毛穴に詰まった汚れを取ってくれます。

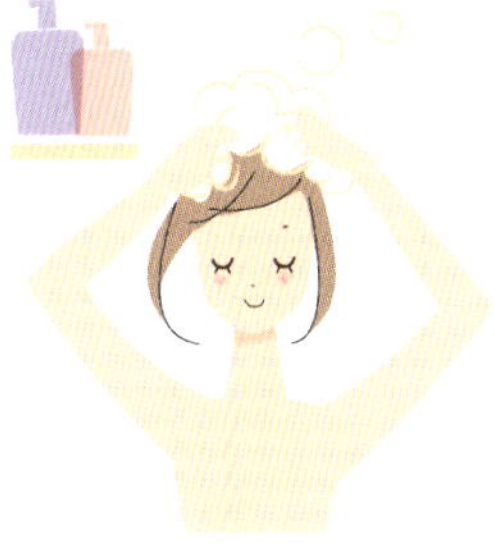

天然成分でスキンケア

アーユルヴェーダでは、皮膚と内臓はつながっているという考えのもと、「皮膚は最大の臓器」といわれます。皮膚をキレイに保つことは内臓をキレイにすることと同じで、スキンケアはもっとも大切だとされているのです。

まずは不必要なものを落とすことから。アーユルヴェーダ美容は、今あるものに足していくのではなく、引き算が基本です。なかでも、洗顔はとても大切。天然由来の成分により浄化をうながす洗顔で、素肌美人を目指しましょう。

きな粉洗顔

大豆のイソフラボン効果で、肌がしっとりスベスベ。髪や全身を洗うときにもオススメです。密閉容器にきな粉を入れて、洗面所などに常備しておくとよいでしょう。

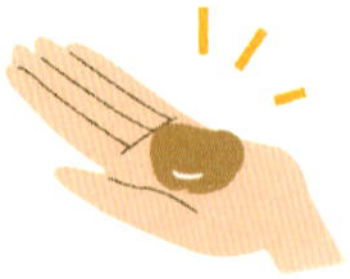

❶ 手のひらにきな粉を適量とり、お湯で溶いてペースト状にします（きな粉大さじ1に対し、お湯小さじ1半くらい）。

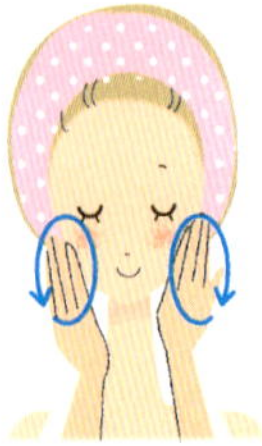

❷ 顔全体にまぶし、やさしくなでるように、くるくると外向きに円を描きながら洗います。

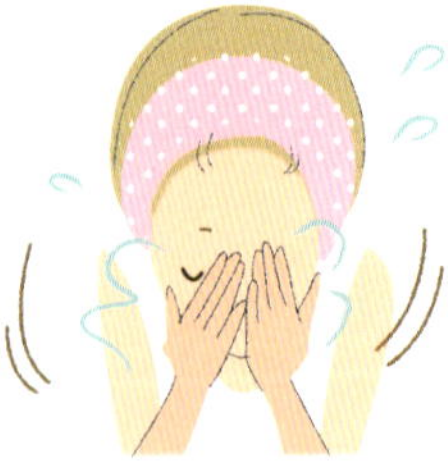

❸ ぬるま湯で洗い流します。

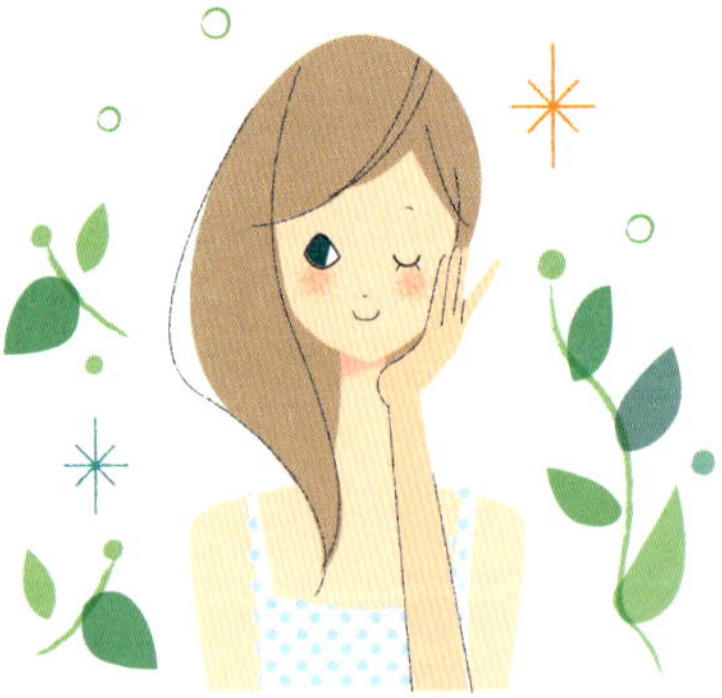

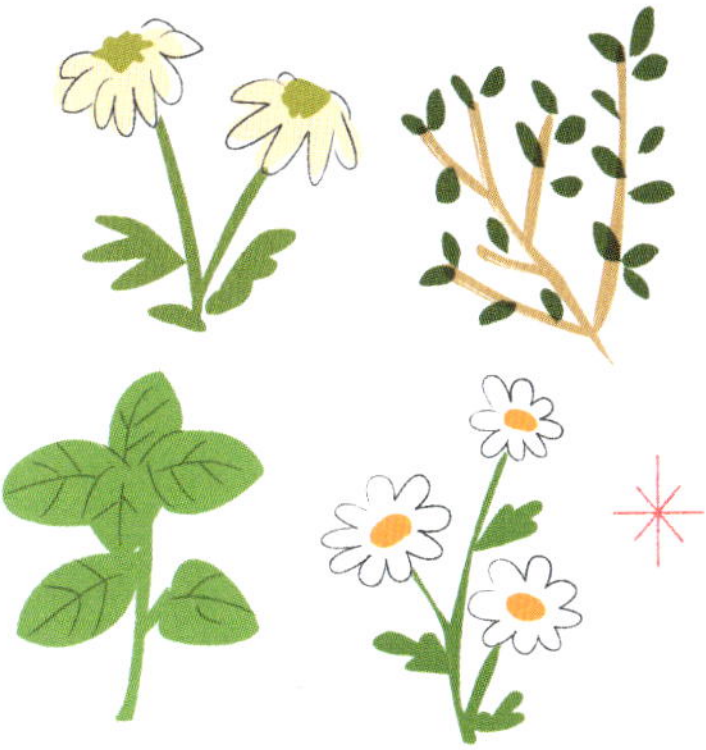

フェイシャルハーブスチーム

毛穴の汚れを落とし、乾燥を防いでくれるフェイシャルスチーム。ハーブを加えると、ハーブの効果もプラスされます。肌の悩みを解決するハーブを選んでください。

❶ 洗面器にハーブを大さじ5入れ、お湯を約1ℓ注ぎます。3分ほど待って、ハーブの成分を抽出します。

❷ 蒸気が逃げないようにタオルを頭からかぶり、顔にスチームを5～8分当てます。ハーブの成分が刺激になることもあるので、目はつぶりましょう。

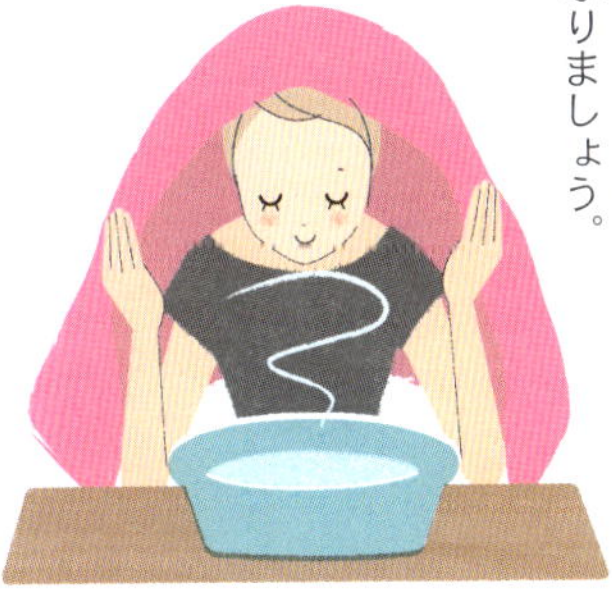

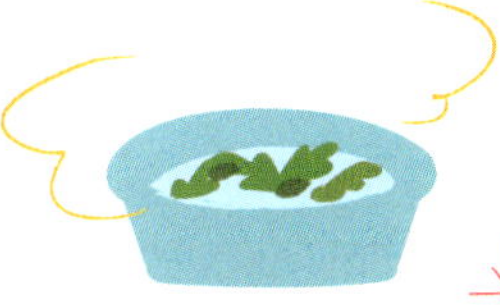

むくみに効くハーブ	肌荒れに効くハーブ	乾燥肌に効くハーブ
ジュニパーベリー	カレンデュラ	オレンジピール
タイム	ハイビスカス	カモミール
ネトル	ペパーミント	ジンジャー
フェンネル	レモンバーム	ラベンダー
ユーカリ	ローズ	ローズマリー

column 4

至福のシローダーラー

全身に108個あるといわれるマルマ（急所）。「シローダーラー」は、眉間にあるスタパニマルマに、温めたオイルを一定量、一定時間、たらしつづけて刺激を与える、浄化法のひとつです。

シローダーラーは、スッと意識が遠くなり、眠ってしまう人もいるくらいの心地よさ。宇宙に漂っているような壮大な気分や、お母さんのお腹にやさしく抱かれているような深い安心感を得られる人もいます。インドでは、不眠症、皮膚疾患、脱毛、マヒ、精神疲労などの治療にも使われています。疲れやストレスがたまっている、頭痛がひどい、眠れないなどの方にはとくにオススメ。アーユルヴェーダの専門サロンで受けられます。

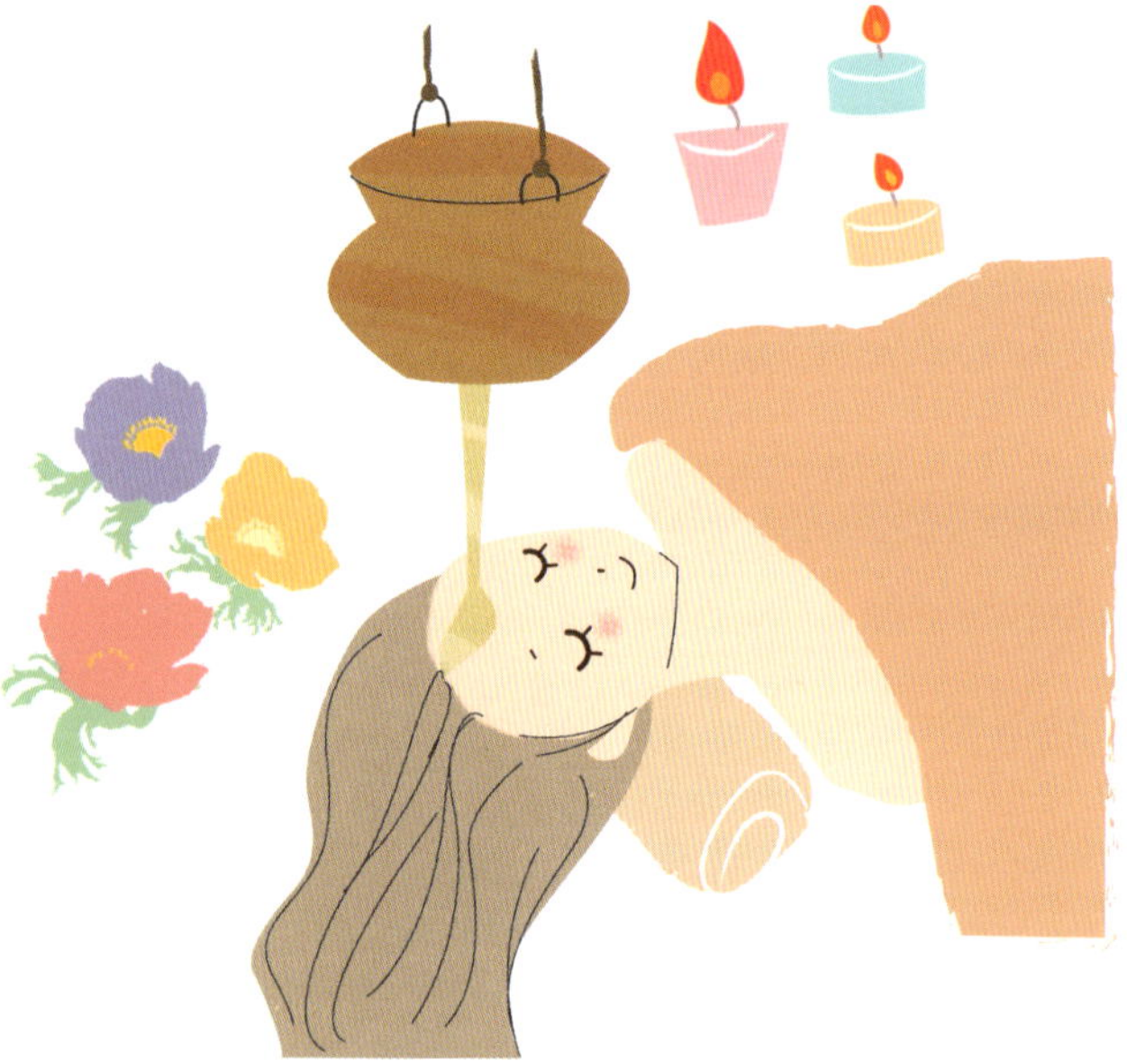

PART 5

ヨーガ編

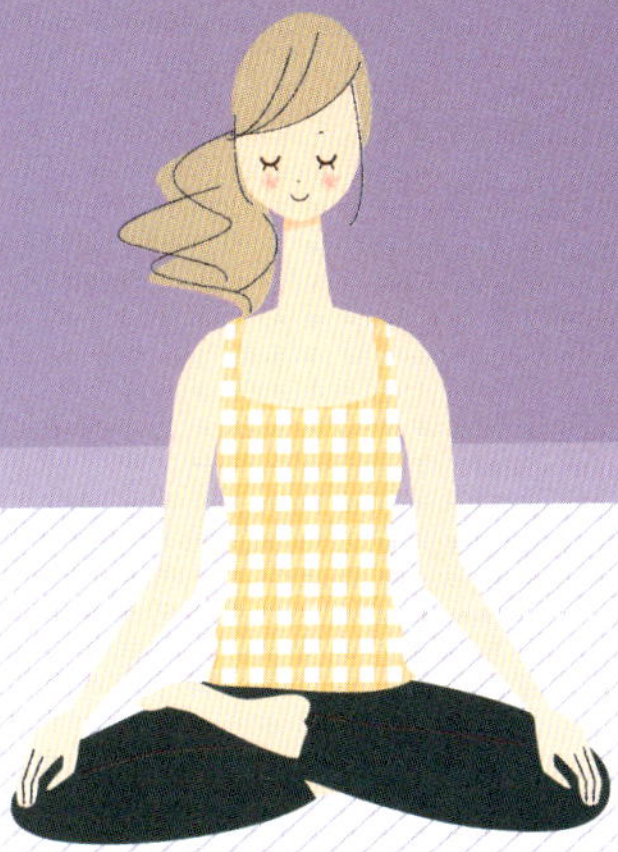

目覚めスッキリ！朝のヨーガ

日本でも、もうすっかりおなじみのヨーガ。運動というよりは、心と体のバランスをととのえるために行なうもので、呼吸に合わせて、ていねいにポーズをとっていきます。

この章では、朝、昼、夜それぞれの時間帯に乱れがちなバランスをととのえてくれる、オススメのポーズをご紹介します。

自分の体の声を聞くような気持ちで、ゆっくりとポーズをとってみてください。体のすみずみに新鮮な酸素がいきわたって、とても気持ちがいいですよ。

ヨーガのポイント

＊呼吸を止めずに、呼吸に合わせてひとつひとつの動きをゆっくりと行ないます。ポーズのあとはいったん元に戻り、次のポーズへ移ります。

＊ヨーガの呼吸は、鼻から吸って鼻から吐くのが基本です。口は閉じて行ないましょう。

＊体が硬くても大丈夫。反動はつけずに、ゆっくりとできるところまで行ないましょう。

＊ヨーガは空腹時に行なうのがベストです。食後すぐは避けましょう。

＊体を締めつけないゆったりとした服装で行ないましょう。

＊ヨガマットやヨガラグ（マットの上に敷く敷物）などがあると、すべらないので安全ですし、また気分も高まります。

1　屍《しかばね》のポーズ

仰向けになって全身の力を抜きます。

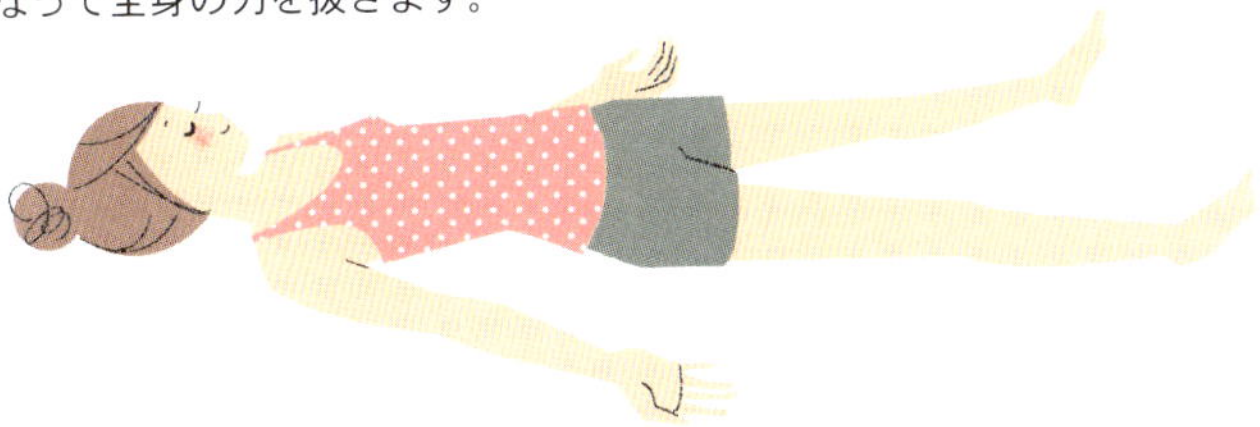

2　片ひざ引き寄せ

両手で右ひざを抱え、息を吐きながら、ひざと顔をゆっくり近づけます。くっついたところで、３回呼吸をし、息を吸いながらゆっくり戻ります。反対側も同様に。

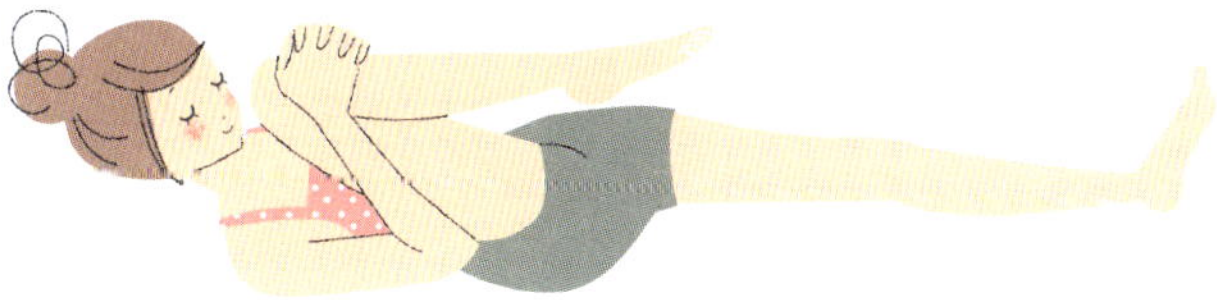

3　ねじりのポーズ

右ひざを立てて左足の外側へ下ろし、体をねじって腰と脇を伸ばします。
左手は右ひざを押さえ、右手は肩の位置まで上げて十分に伸ばします。
ゆっくり元に戻り、反対側も行ないます。

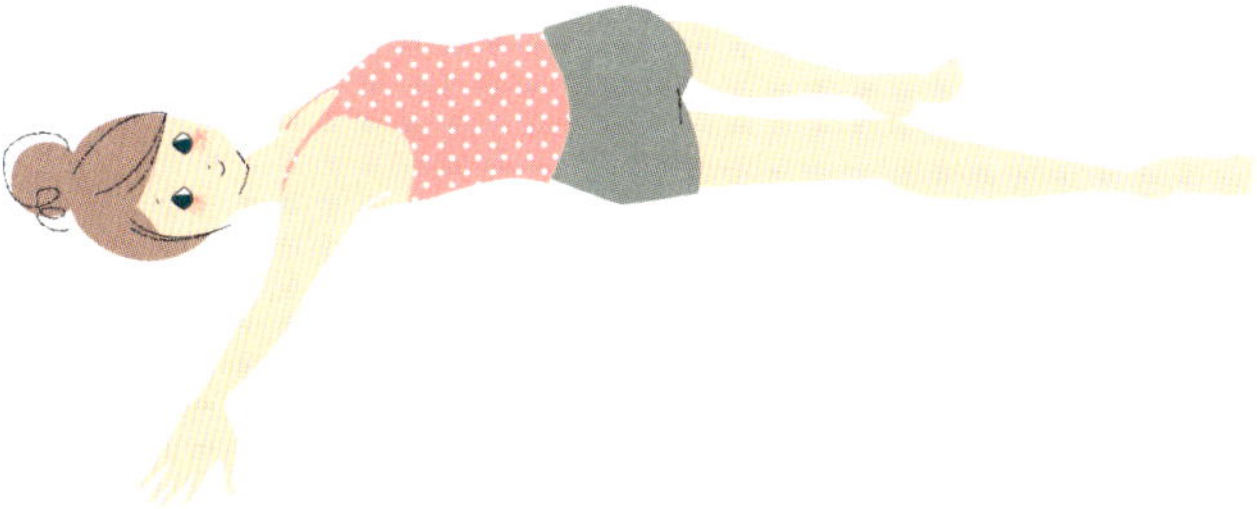

4　鋤《すき》のポーズ

両腕は体の横に置いて手のひらを床につけ、息を吸いながら両足を持ち上げます。息を吐きながらゆっくりと足を頭の先の床に下ろしていきます。その後、背骨1本1本を下ろすようにして、元に戻ります。

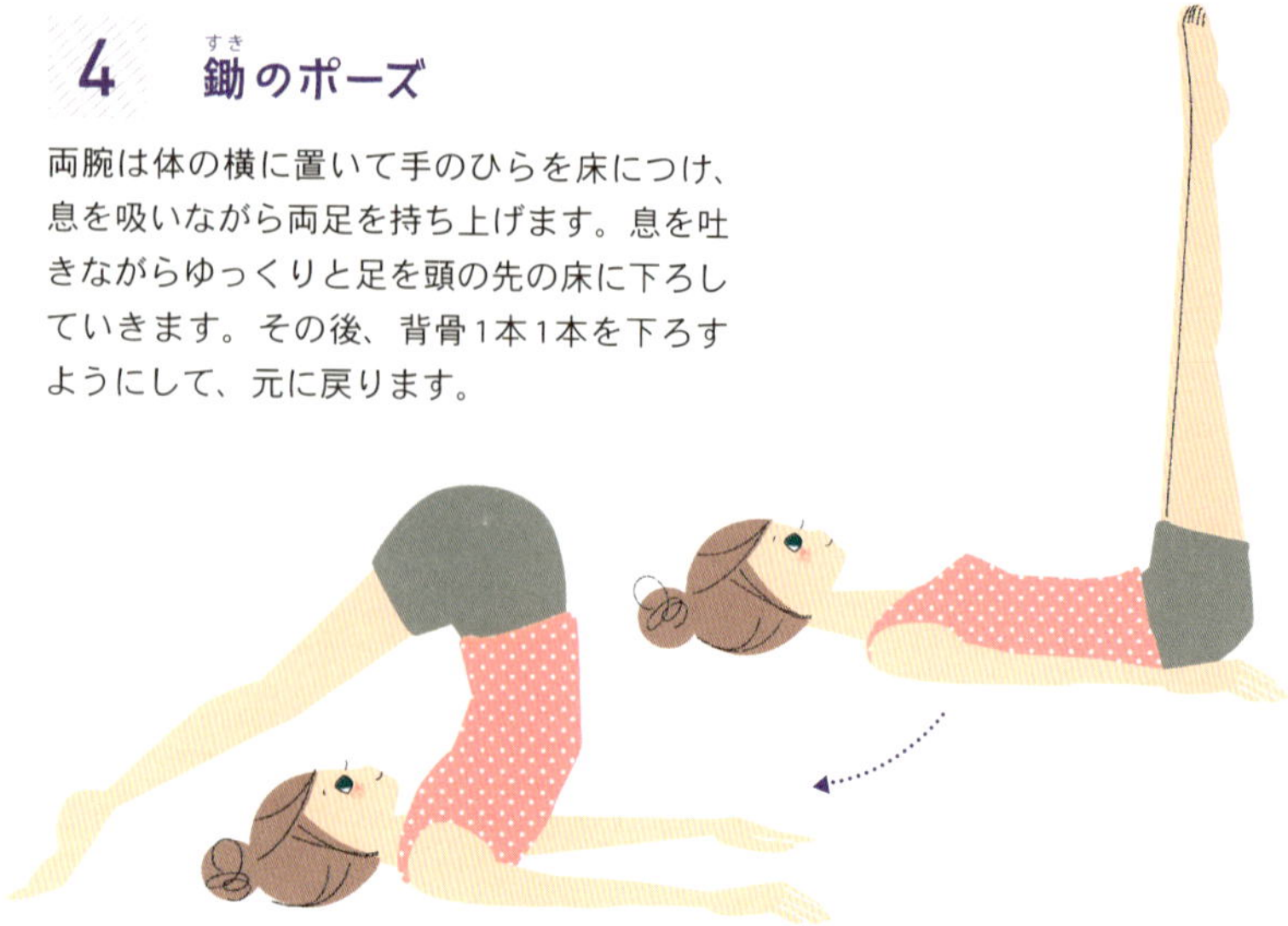

5　魚のポーズ

両手を背中の下の床につけます。胸を上げて、のどを開いて首をそらし、頭のてっぺんを床につけて、ゆっくりと呼吸をします。

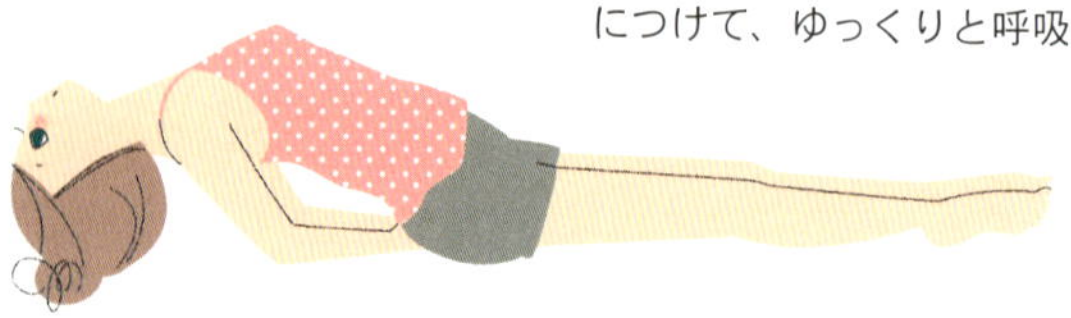

6　コブラのポーズ

うつぶせになり、両手のひらを胸の横にそろえます。無理のないところまで上体をゆっくりそらし、戻る、これを3回くり返します。

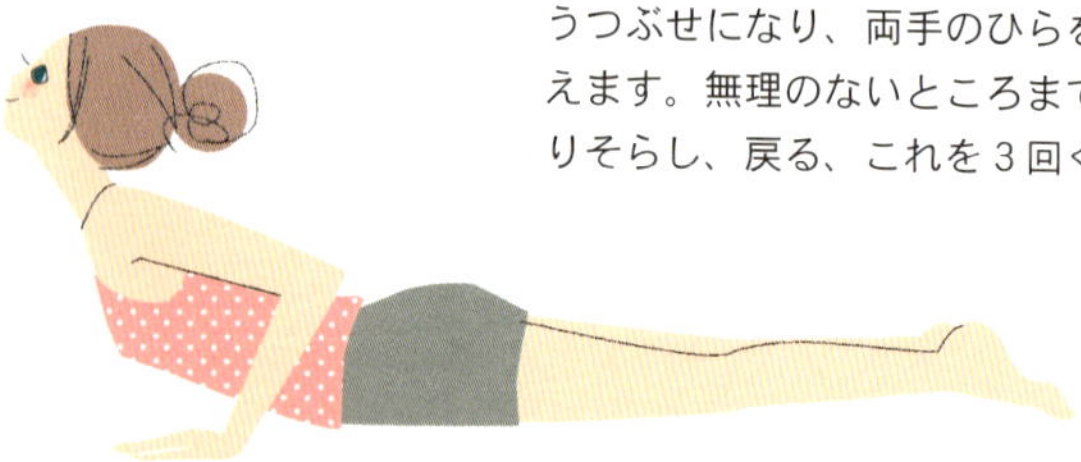

7　猫の伸びのポーズ

両手を前に伸ばし、お尻を上げていきます。あごと胸を床につけ、背中からお腹を十分に伸ばします。

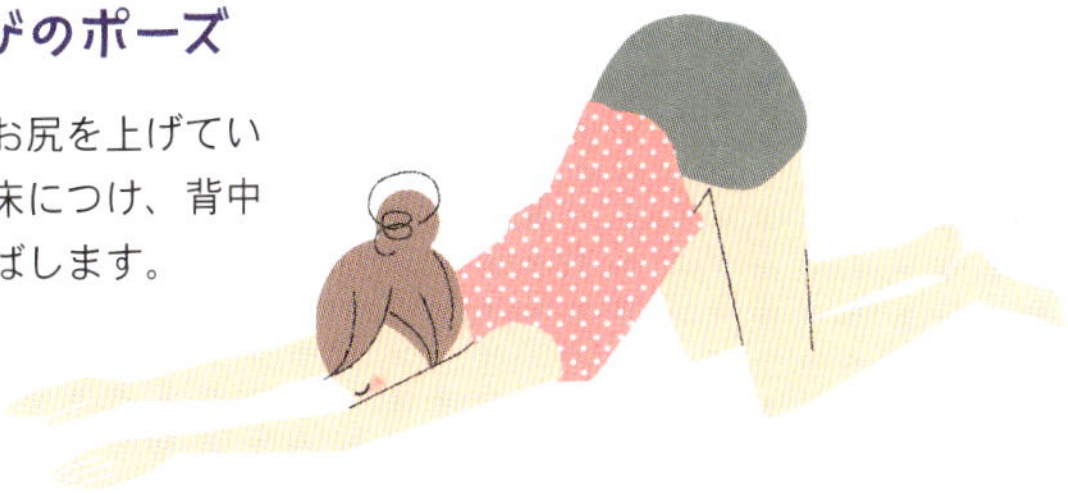

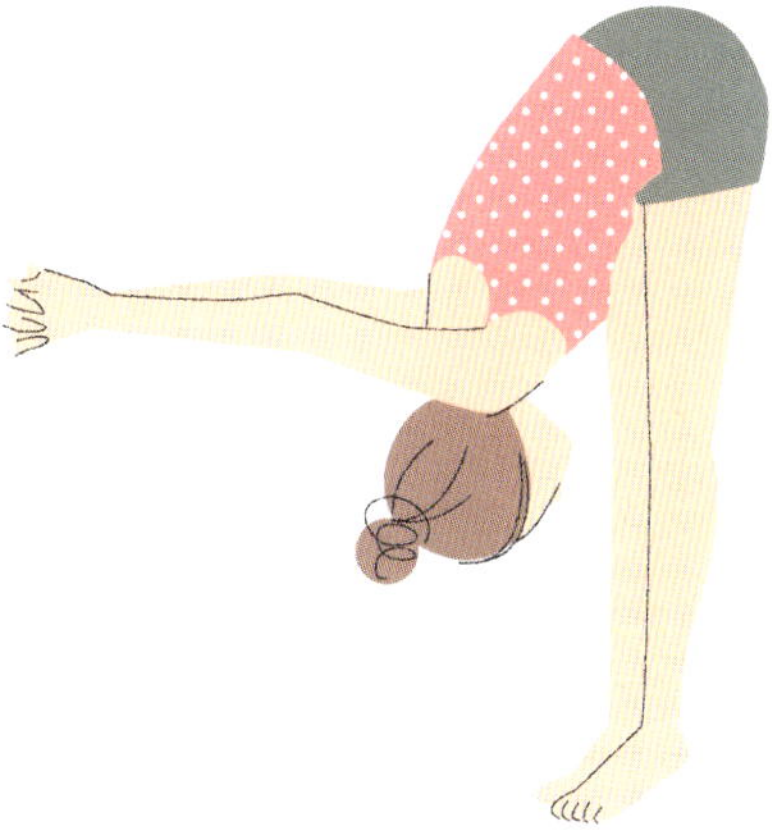

8　指を組んだおじぎのポーズ

両足をそろえて立ち、腕を後ろに回して手を組みます。足は伸ばしたまま、ゆっくりと上体を折り曲げていきます。ひざの裏を十分に伸ばしましょう。折り曲げたところで、胸をぐっと広げて肩甲骨を近づけ、ゆっくりと元に戻ります。

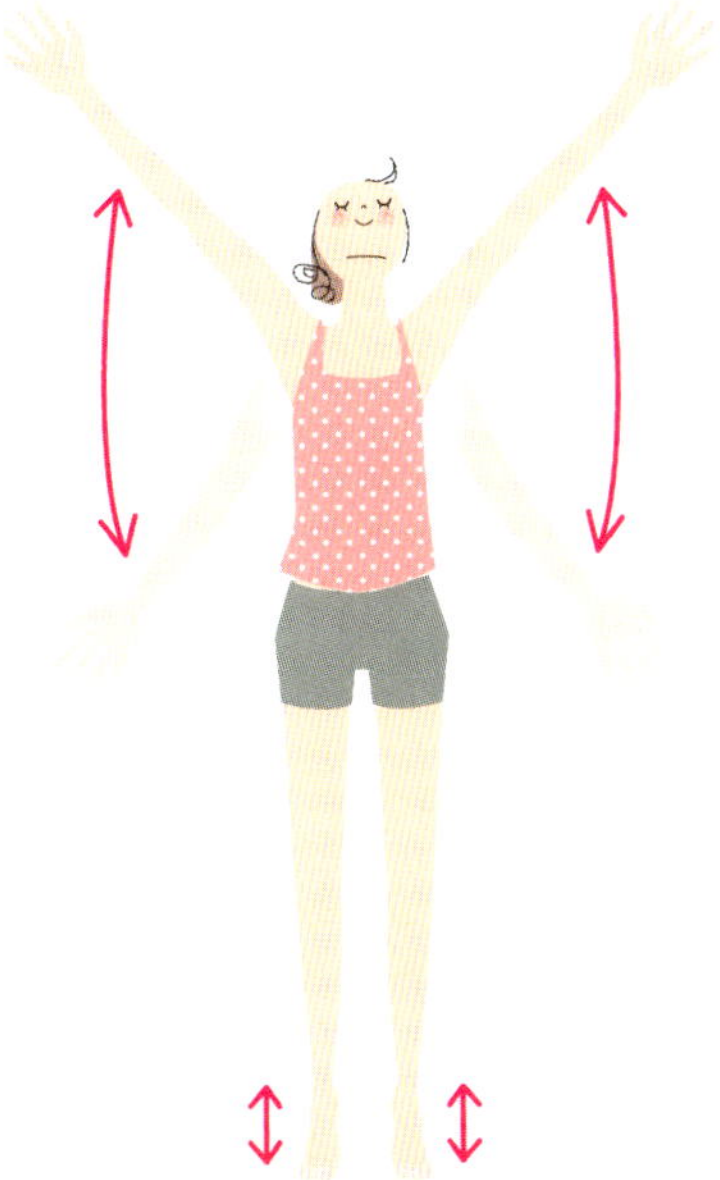

9　やしの木のポーズ

両足を腰幅に開きます。息を吸いながら、生い茂るやしの木のように、両手をゆっくり天に向けて伸ばしていき、バンザイの位置まで上げます。このとき一緒にかかとも上げていって、つま先立ちになります。その後、ゆっくりと元に戻ります。

仕事の合間の気分転換・イスでできるヨーガ

頭が疲れてきた、能率が落ちてきた……と感じたら、イスに座ったままでできる簡単ヨーガで気分一新！　とくに、肩こりや目の疲れが強い人にオススメです。

1　首をゆるめる

息を吐きながら、首を前に倒し、うなじを伸ばします。吸いながら頭を後ろにずらし、のど、胸、お腹を伸ばします。

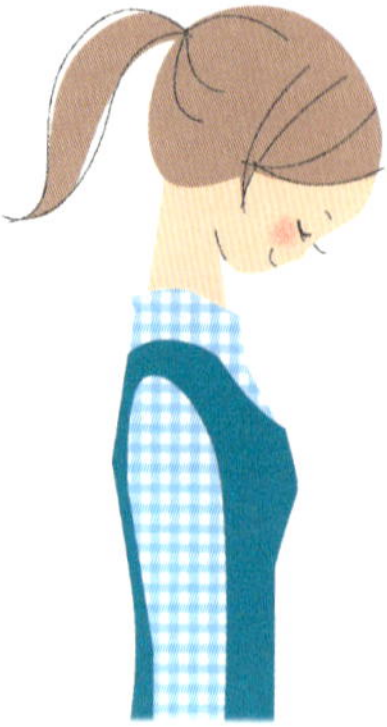

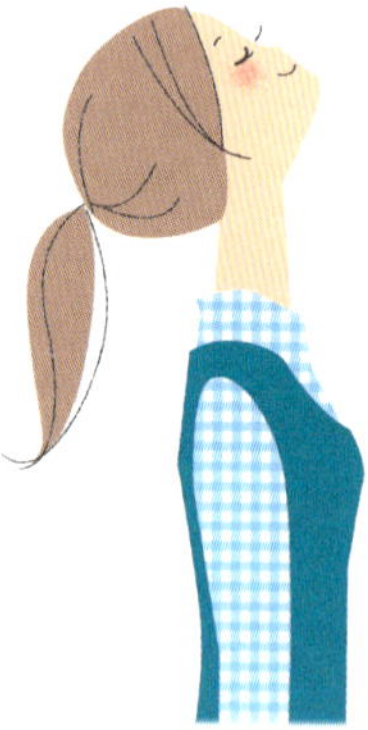

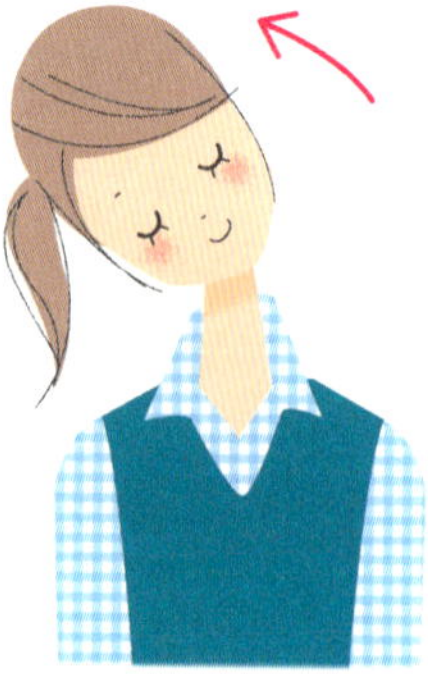

次に、息を吐いて首を右に傾け、吸って元に戻ります。左も同じように。

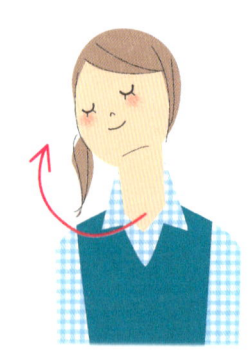

最後に、息を吐きながら時計回りに首を前から回し、真後ろにきたら、残りを息を吸いながら回します。逆回りも同じようにします。

2　肩のこりをほぐす

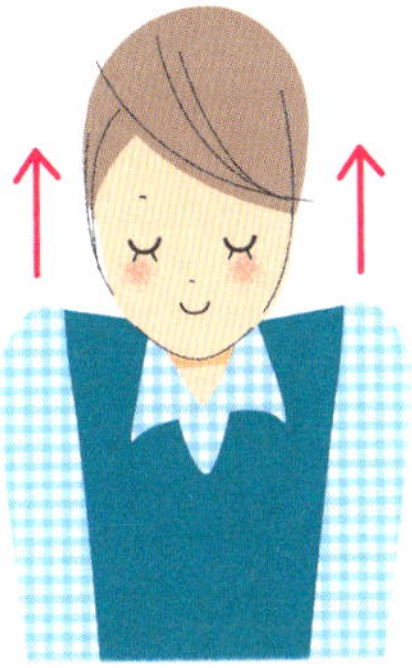

息を吸いながら両肩を耳に近づけ、息を吐いて、すとんと下ろします。

3　肩甲骨をほぐす

両手指を肩先につけ、息を吐きながら両ひじを近づけて、肩甲骨を開きます。

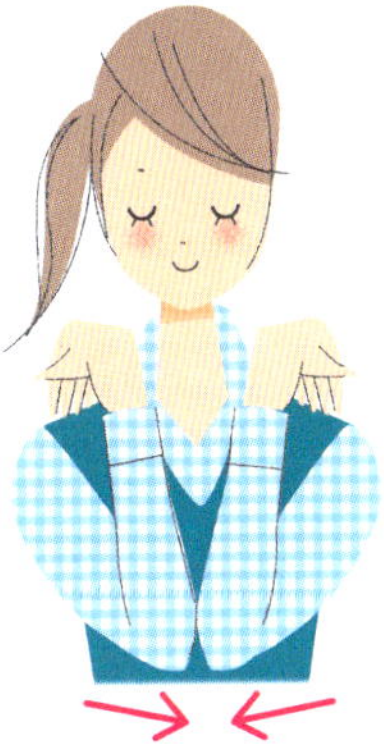

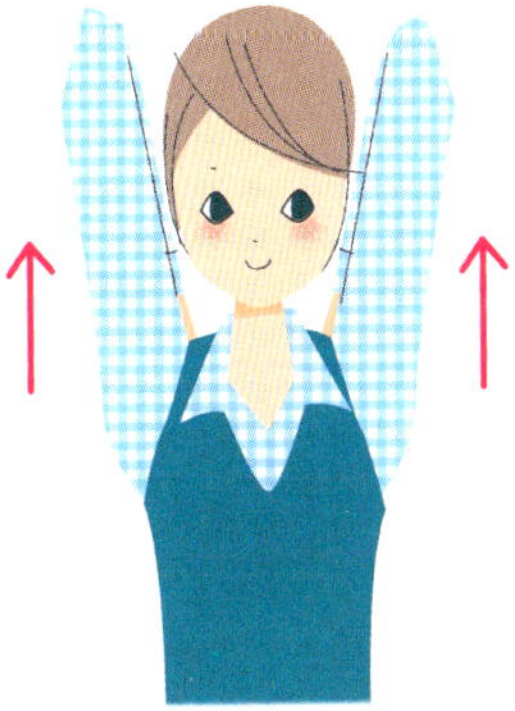

そのまま息を吸いながら、ひじをゆっくりと頭上に上げていきます。同時に肩甲骨もぐーっと上げます。

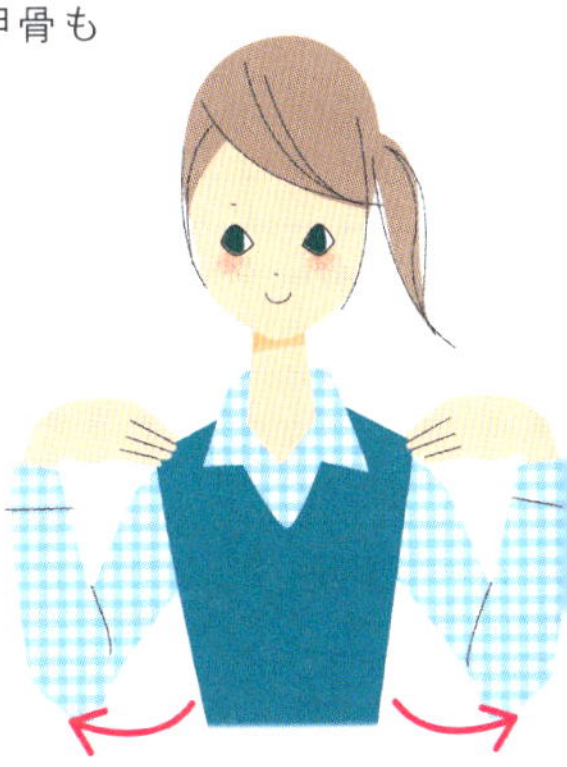

さらに息を吸いながら、ゆっくりとひじを横に開いて、肩甲骨を寄せていきます。その後、息を吐きながらゆっくり元に戻ります。

4 手首と腕をほぐす

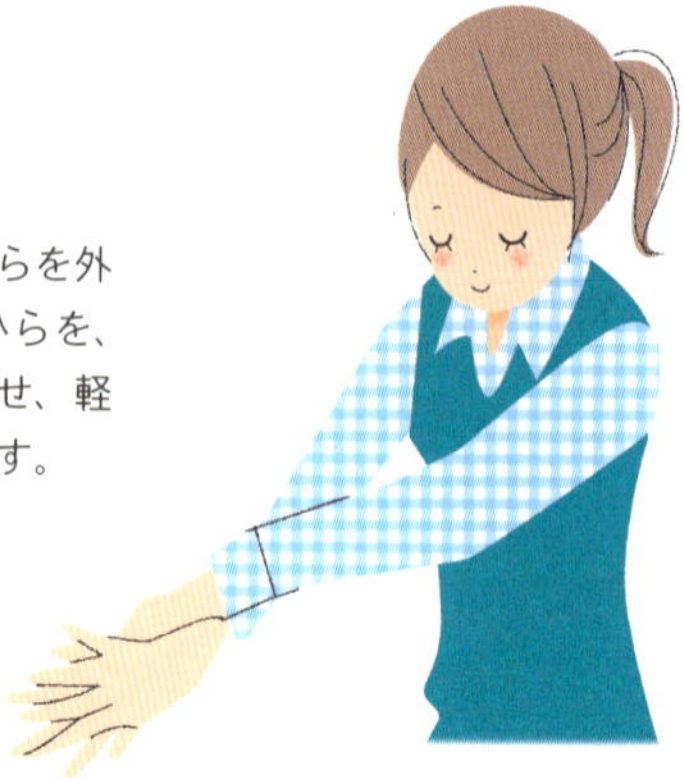

右手を前に伸ばし、手のひらを外側に向けます。左の手のひらを、上から右の手のひらに合わせ、軽く指を組んで、息を吐きます。

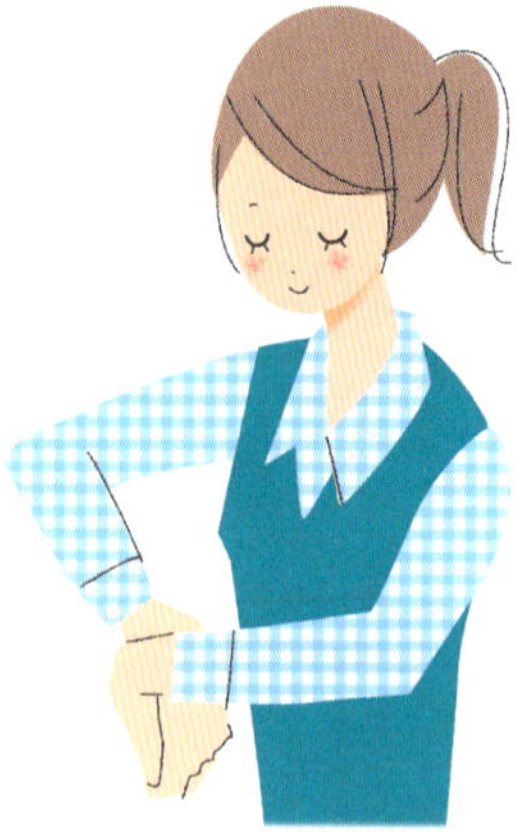

息を吸いながら、両手をゆっくり胸に引き寄せます。

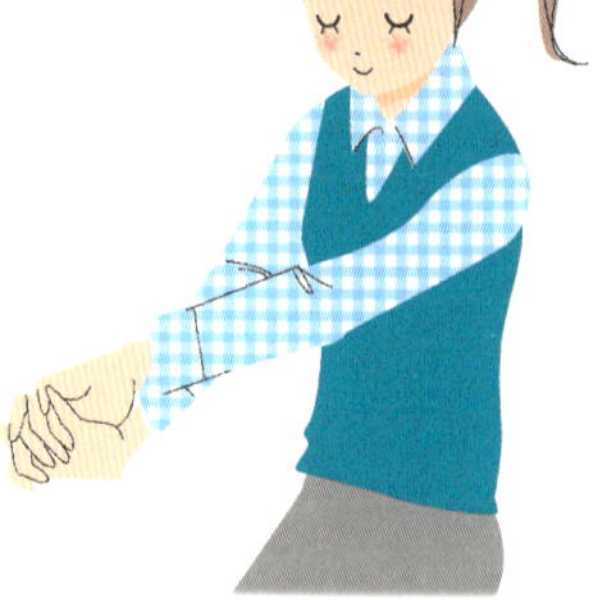

息を吐きながら、胸の前で返してゆっくり前方に伸ばします。元に戻して、今度は左の手のひらを下から合わせて行ないます。

5　胸をゆるめる

下ろした手を横から広げて上げていき、頭の上で指を組んで手のひらを返します。息を吸いながら腕をさらに伸ばし、腰、お腹、脇腹を十分に伸ばします。

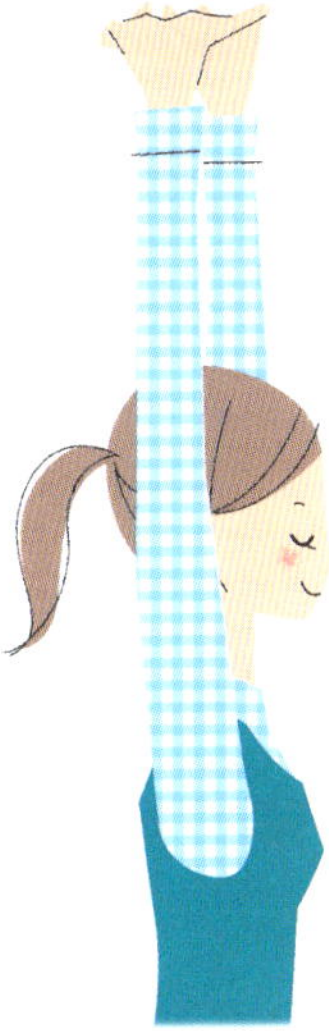

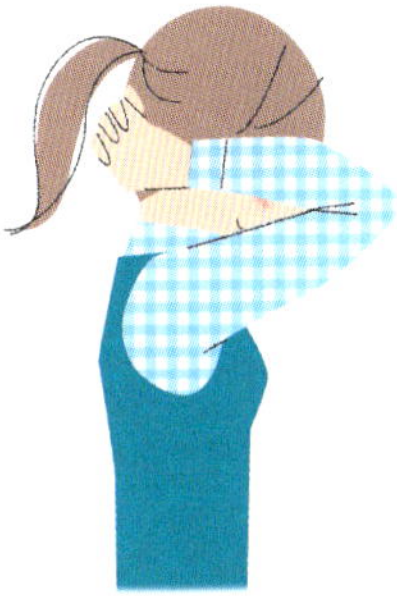

その手を頭の後ろに回します。息を吐きながら、背中を丸め、ひじを前にもっていって、中央に寄せます。

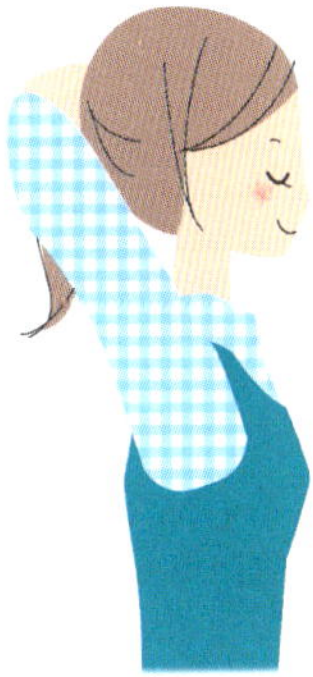

今度は息を吸いながら、ひじをできるところまで大きく広げ、胸を開きます。

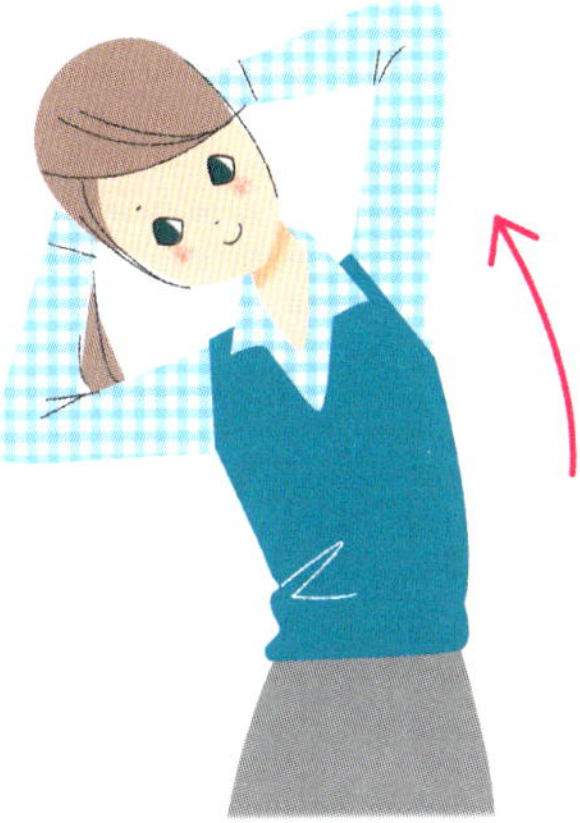

6　脇を伸ばす

両手は頭の後ろにおいたまま、両ひじを広げた状態で、息を吐きながら上体をゆっくりと右に傾けて、左の脇腹を伸ばします。反対側も同じように行ないます。

1日の疲れをほぐす
夜のヨーガ

心を落ち着かせ、リラックスして、よい睡眠につなげるためのヨーガです。

朝のヨーガより、テンポをゆっくりにし、月のキラキラした光を浴びているような気持ちで行なってみましょう。

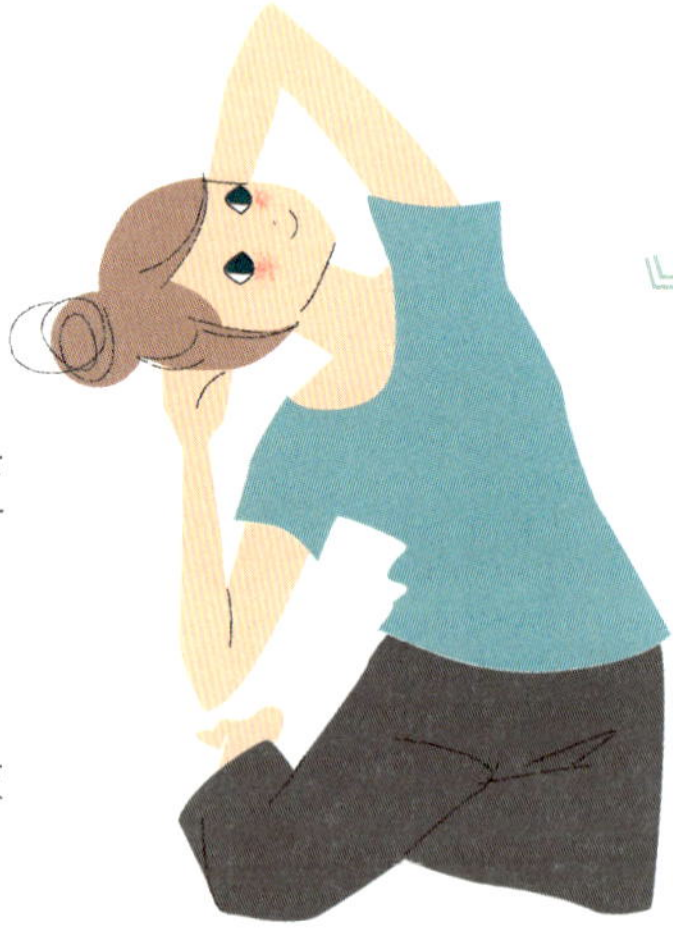

1 脇を開くポーズ

床に座って足をくずし、指を組んだ手を頭の後ろにもっていきます。息を吐きながら、右側にゆっくりと体を倒し、左の脇をぐーっと開きます。息を吸いながら元に戻り、反対側も行ないます。

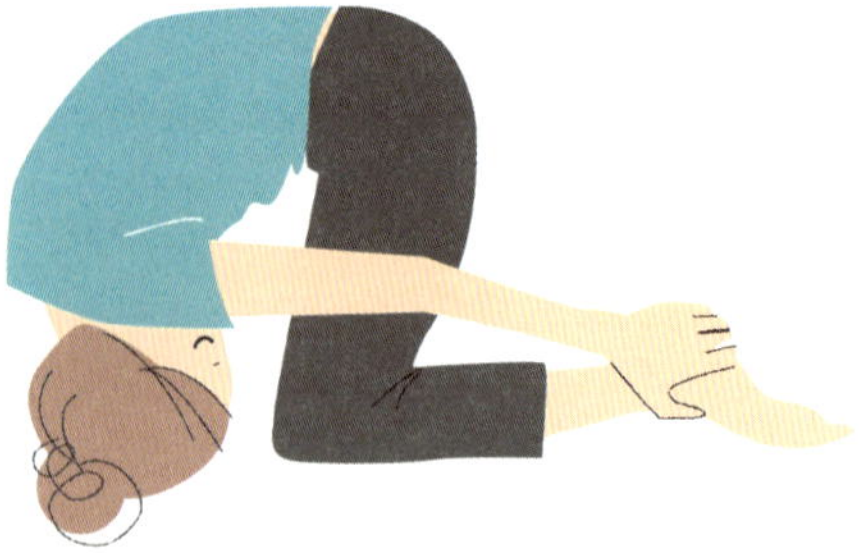

2 うさぎのポーズ

正座の状態から、息を吐きながら上体を前に倒し、頭のてっぺんを床につけます。両手でかかとを持ち、背中を丸めたうさぎのように体を丸くします。首、背中、腰がじわーっと伸びるのを感じましょう。

3 ガス抜きのポーズ

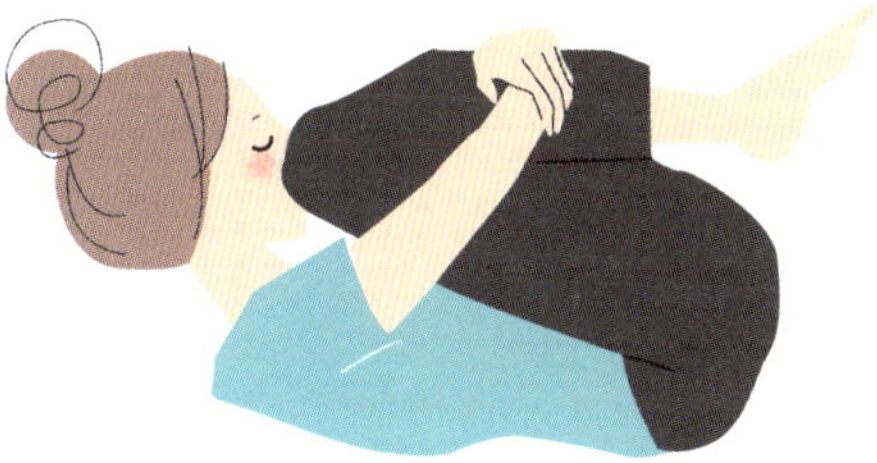

仰向けになって、両ひざを抱えます。お腹にヒナを抱える親鳥のように、お腹のぬくもりを感じましょう。呼吸は止めず、しばらくして元に戻ります。

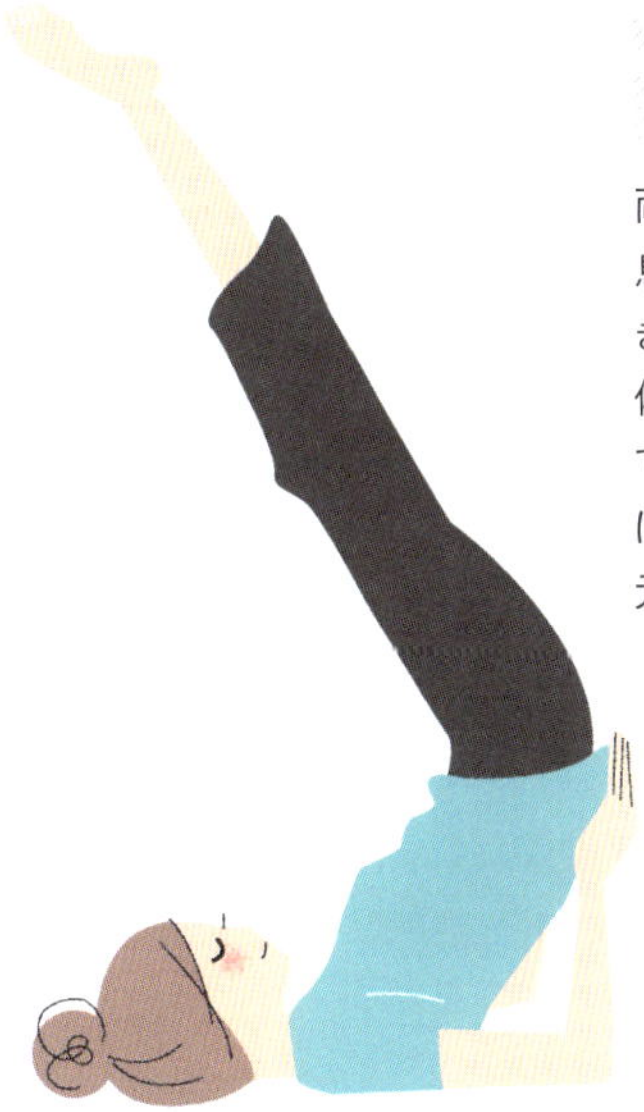

4 背中立ちのポーズ

両足を伸ばして、両手で腰をおさえ、息を吸いながら足をそろえて上げていきます。90℃の角度まで上がったら、体で「く」の字を書くようなイメージでさらに倒していきます。そのまましばらく保ち、息を吐きながらゆっくり元に戻ります。

5 背中を伸ばすポーズ

足を伸ばして床に座り、息を吐きながらお腹、胸、顔と順番に足につけるイメージで、上体をゆっくりと前に倒していきます。倒したら、呼吸はそのままでしばらく保ち、息を吸いながら元に戻ります。

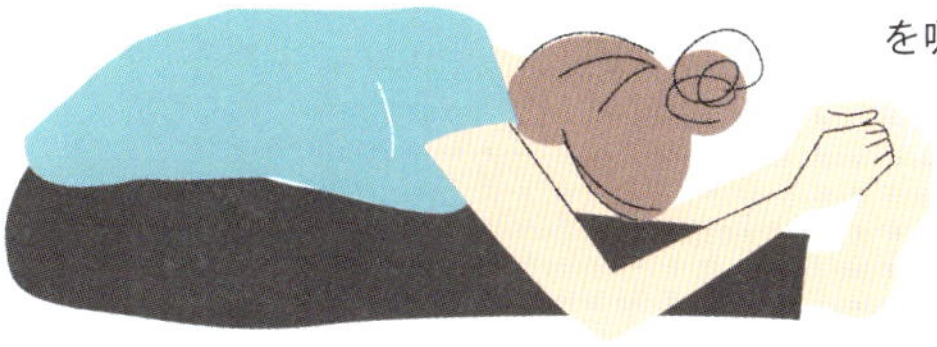

心の毒出し・呼吸と瞑想

呼吸

呼吸法のことを「プラーナーヤーマ」といいますが、これは「気のコントロール」という意味。息を吐くときには、体じゅうの毒素や心のわだかまりなど、すべてを一気に吐き出すように意識して、自分の気をコントロールしましょう。

落ち着いて行なうときは、静かな環境で、正座かあぐら、または座禅のときの座り方でしますが、電車の中で立ったままの姿勢や、オフィスでイスに座ったままでもOK。気分転換に、さまざまな場面で行なってみてください。

瞑想

バタバタして落ち着かないとき、心がザワザワするときは、瞑想をしてみましょう。雑念が浮かんでも大丈夫。呼吸に意識を集中したり（呼吸瞑想法）、キーワードを心の中でくり返したり（キーワード瞑想法）しているうちに、雑念は消え、心がスッキリしてきます。

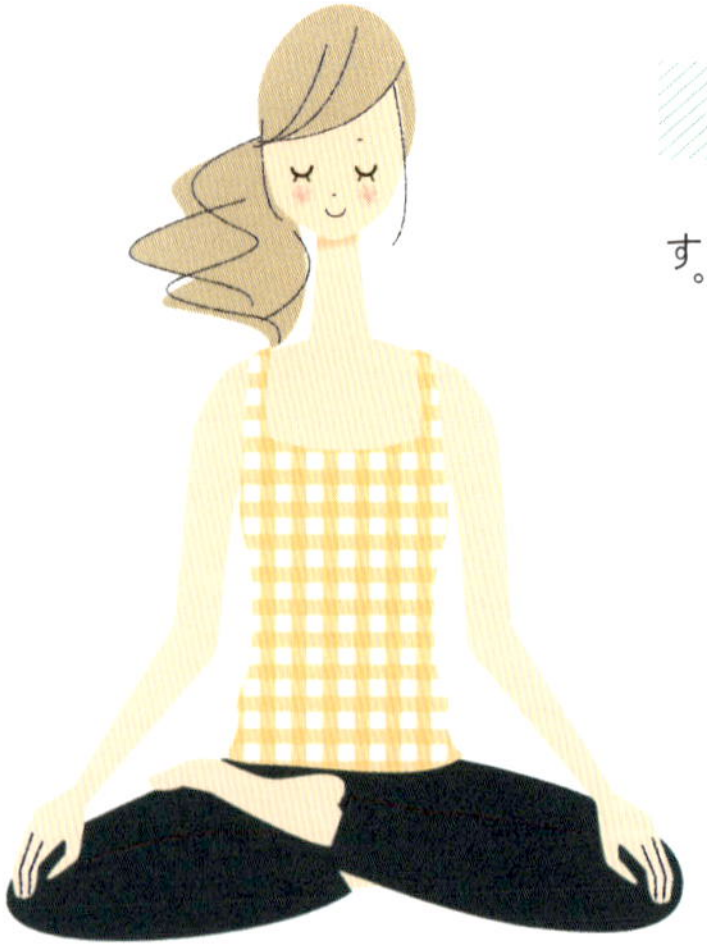

瞑想法

楽な姿勢でイスか床に座り、目を閉じます。リラックスできる音楽をかけるなどして、20分くらい続けてみましょう。最後は両手を握りしめて伸びをし、ゆっくりと目を開きます。

【呼吸瞑想法】ただ、息の出入りだけを意識します。

【キーワード瞑想法】「シュリーム」（女性性を高める）「フリーム」（浄化をうながす）など、パワーをもつ言葉（マントラ）を心の中でくり返しとなえます。

ナーディ・ショーダナ

もっとも簡単で、
浄化効果の高い呼吸法

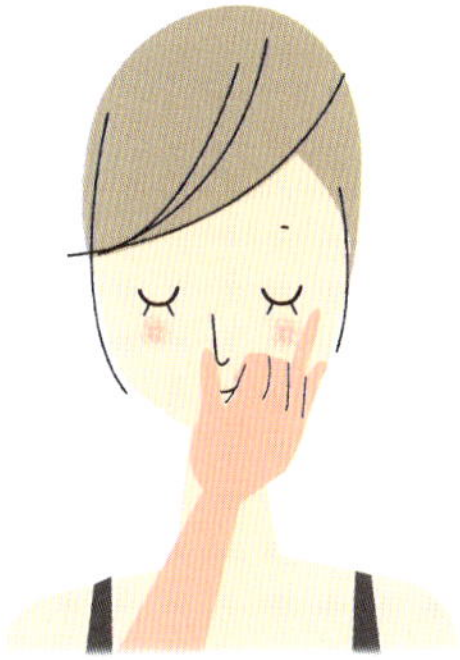

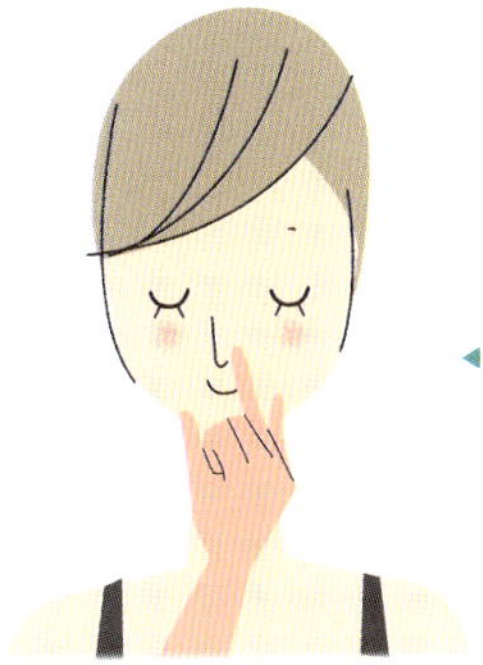

❶右の鼻を右手の親指でふさぎます。左の鼻からゆっくりと息を吐き出し、ゆっくりと吸います。

❷左の鼻を右手の薬指でふさぎ、右鼻から指を離します。右鼻からゆっくりと息を吐き出し、ゆっくりと吸います。

❸❶に戻って、右鼻をふさぎ、左鼻から指を離して呼吸をします。これを5回くり返し、最後は左鼻からゆっくりと息を吐き出して終わります。

三段式呼吸

心身をゆっくりととのえる呼吸法

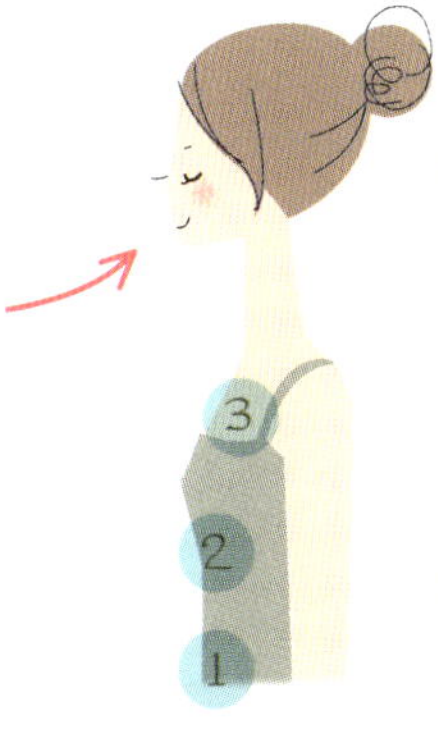

❶目を閉じ、お腹から軽く息を吐き出します。お腹→胸→鎖骨の順に意識をしながら、ゆっくり息を吸いこみます。

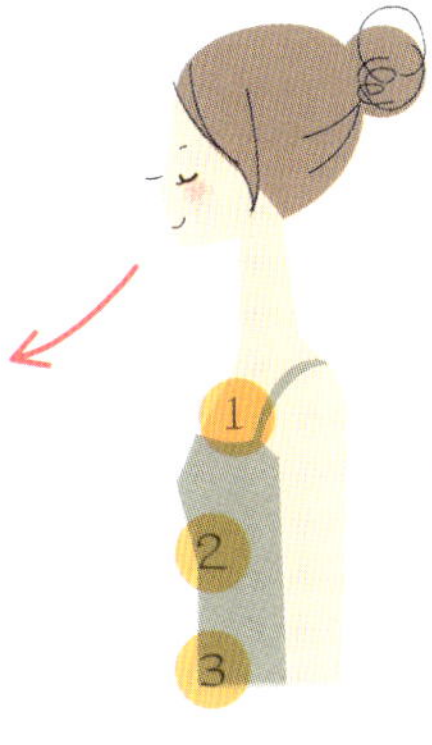

❷今度は、鎖骨→胸→お腹の順に意識をしながら、ゆっくりと息を吐き出します。これを5回くり返します。

column 5

骨盤のゆがみに効くポーズ

女性の骨盤は、出産のため、幅が広い形で開きやすいため、ゆがみやすくなっています。骨盤のゆがみは体全体に影響し、痛みやこり、生理トラブル、便秘などさまざまな症状につながる恐れも……。２つのポーズでしっかりケアをしましょう。

POSE 1

骨盤をゆるめるポーズ

p.72 で紹介した「うさぎのポーズ」は、骨盤をゆるめてほぐすのに効果大。

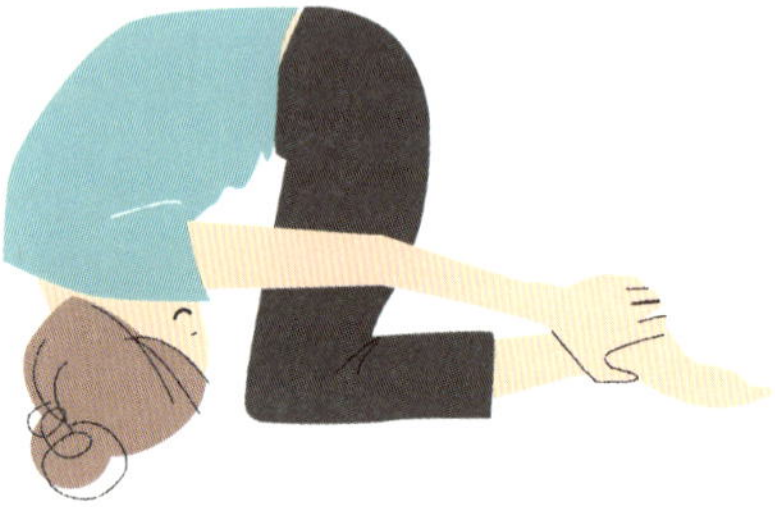

POSE 2

骨盤を締めるポーズ

ひざをついて、つま先立ちになり、手を腰に当てます。息を吸いながらゆっくりと上体をそらし、そのまま数回呼吸をして、息を吐きながら元に戻ります。

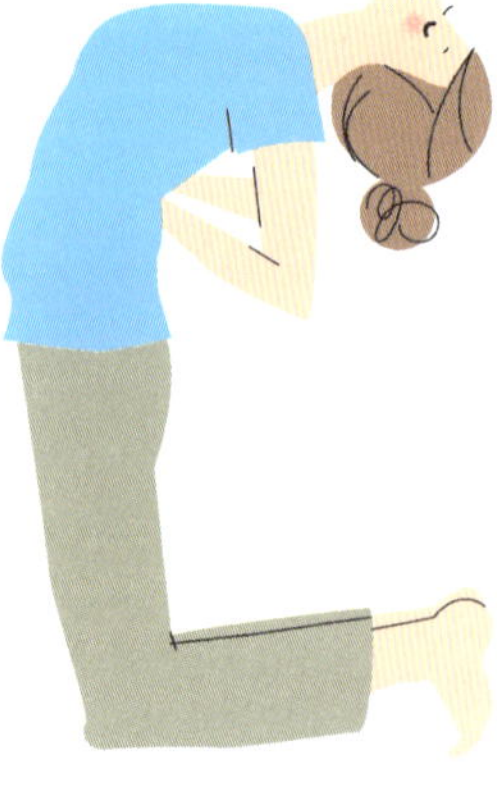

PART 6

生活編

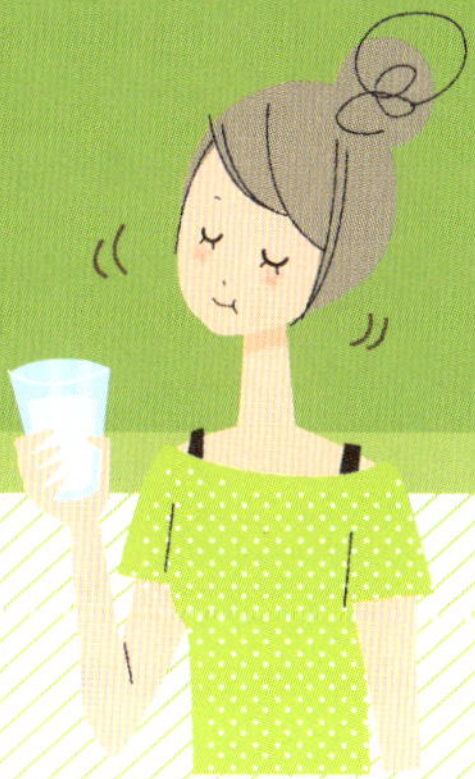

舌のお掃除とごま油うがい

舌のお掃除

アーユルヴェーダでは、体の中にたまった老廃物が、寝ている間に皮膚や口の中に出てくると考えます。口の中に出てきた毒素は、舌の上にたまり、呼吸や食べ物の吸収を邪魔することも。

アーユルヴェーダでは「舌は体の鏡」といい、内臓を反映しています。舌をキレイにすることは、体の中からキレイになることにつながるのです。朝起きたら、歯磨きに加えて、舌のお掃除にもチャレンジしましょう。

舌のお掃除のやりかた

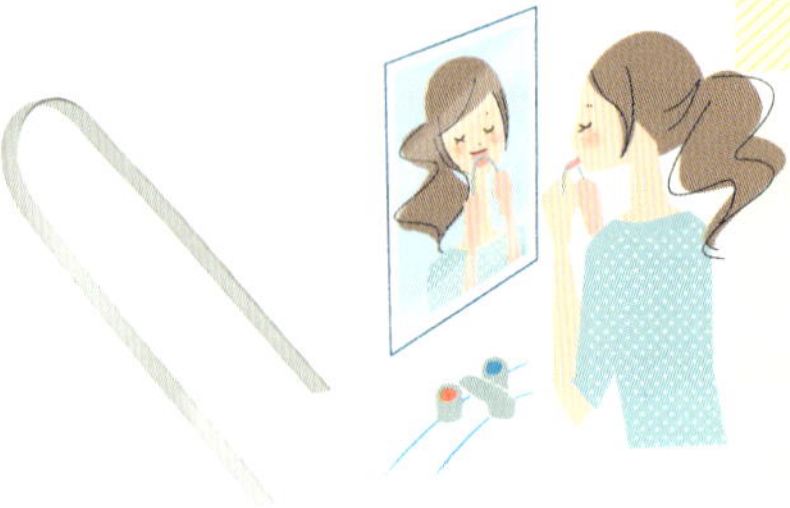

タングスクレイパー。両手でそれぞれ端をもち、舌の奥から先に向けてこすり下ろします。（FLORA）

スプーン、または舌磨き専用のタングスクレイパーを使います。歯ブラシは、逆に毒素を押しこんでしまうのでNG。ハーと息を吐きながら舌を長く伸ばし、スプーンを舌先に向かって軽くすり下ろすのを、2〜3回くり返します。強くこすらずにやさしく。

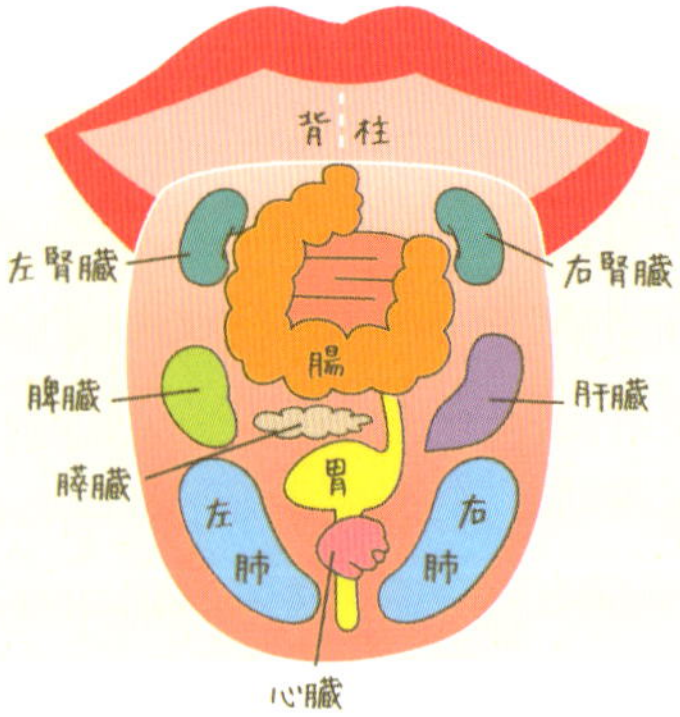

舌の汚れと内臓

鏡で自分の舌を見てみましょう。白っぽい部分、黒っぽい部分、赤っぽい部分があったら、それが舌の汚れ（舌苔＝ぜったい）です。汚れのある場所によって、内臓のどの部分が調子が悪いかがわかります。

ごま油うがい

「ごま油でうがい?」と、びっくりする人もいるかもしれませんね。

ごま油うがいには、うれしい効果がたくさんあります。歯ぐきを強くする、味覚をとぎすます、声を美しくする、視力を回復させ、鼻炎や頭痛が解消される、さらには顔の筋肉が鍛えられて張りが出る、などなど。

実際にうがいを試してみると、油っぽさはほとんど感じることがなく、口の中の毒素が取り払われてスッキリします。その効果の高さから、ヤミツキになる人も多いそうです。

ごま油うがいのやり方

❶ 大さじ1~3杯のマッサージ用ごま油を口に含み、数分間クチュクチュします。時間があるときは15分くらいしてみましょう。

❷ 口の中が油とだ液でいっぱいになって涙が出はじめたら、うがいのやめどき。ナイロン袋などに吐き出して、お湯で口をすすぎます。ナイロン袋は、口をしばって可燃ごみとして捨てます。

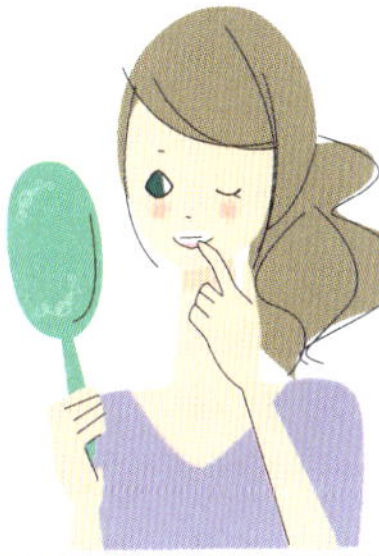

時間がないときは…

ごま油を人差し指につけ、1~2分間歯ぐきをマッサージ。歯ぐきの血行がよくなり、歯槽のうろうの予防になります。

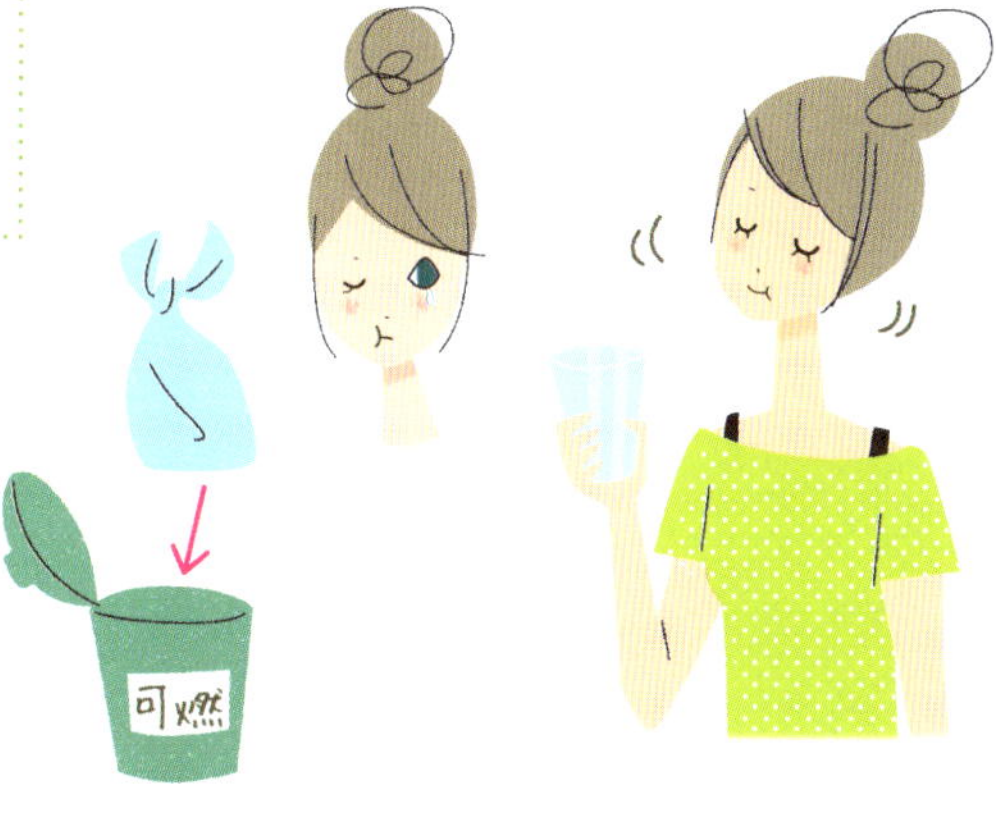

鼻洗浄と点鼻で鼻の毒出し！

鼻洗浄

鼻の調子はどうですか？　詰まっていたり、鼻水が出ていたり、不快な部分はありませんか？

アーユルヴェーダでは「鼻は脳の扉」といわれ、鼻の健康は脳と直接つながりがあります。このため、鼻の調子がよくないと、何をしても効率が悪く、スッキリしません。

そんなときは、鼻洗浄（ジャラ・ネーティー）で浄化しましょう。とくに、花粉症の症状が出やすい春の朝にオススメです。

鼻洗浄のやり方

❶ 急須またはジャラネーティーポットに、塩小さじ1（あればターメリック小さじ⅓）を入れ、お湯に水を加えて37℃くらいになるように調整します。

❷ 顔を横にして、あごを少し引き気味にし、❶を鼻の穴に注ぎ入れます。反対側の鼻の穴から自然としたたってくるのを待って、反対側の鼻も同じように洗います。

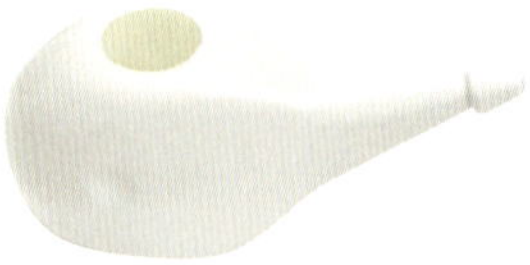

鼻洗浄は急須でもできますが、専用のジャラネーティーポットもあります。（FLORA）

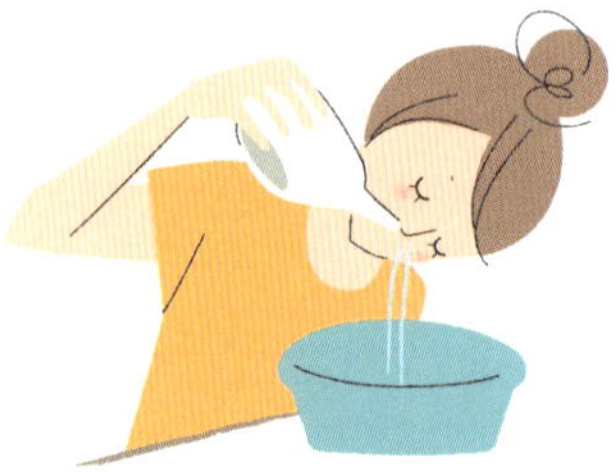

注意

＊鼻洗浄の間は、決して鼻で呼吸をしないこと。ゆっくり口呼吸をしましょう。

＊鼻炎の場合は、ドライジンジャーをひとつまみ加えると浄化力が高まります。

点鼻

鼻の不快を強く感じる人は、毎日鼻洗浄をしてもよいのですが、効果が強いので、刺激や乾燥によって体のバランスをくずすこともあります。

それを防ぐために、鼻洗浄をしたあとに、マッサージ用ごま油やアヌ・タイラ（鼻の健康のために作られた薬草入りごま油）を、2滴ほど点鼻するとよいでしょう。

毎日、点鼻を続けると、花粉症の予防、頭痛の改善、視力回復などの効果も期待できます。

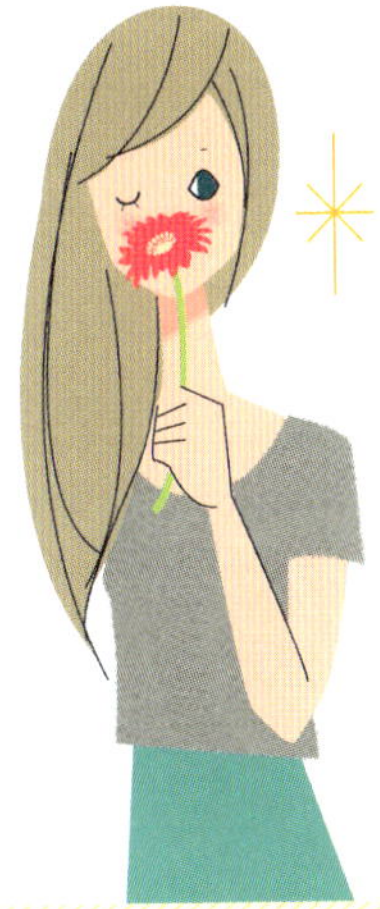

点鼻のやり方

❶ 仰向け、またはイスの背もたれに寄りかかって頭をそらし、鼻の穴を上に向けます。ごま油、またはアヌ・タイラをスポイトに取り、片方の鼻に2滴落とします。

❷ 指で鼻をこすって、オイルをなじませます。反対側の鼻も同じように行ないます。

❸ のどに油が出てきたら吐き出し、最後にお湯でうがいをします。

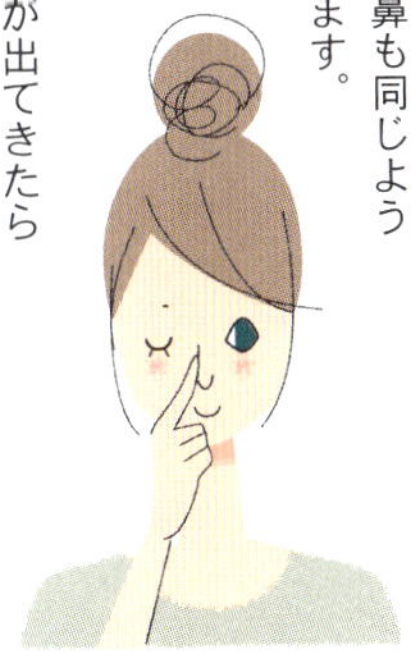

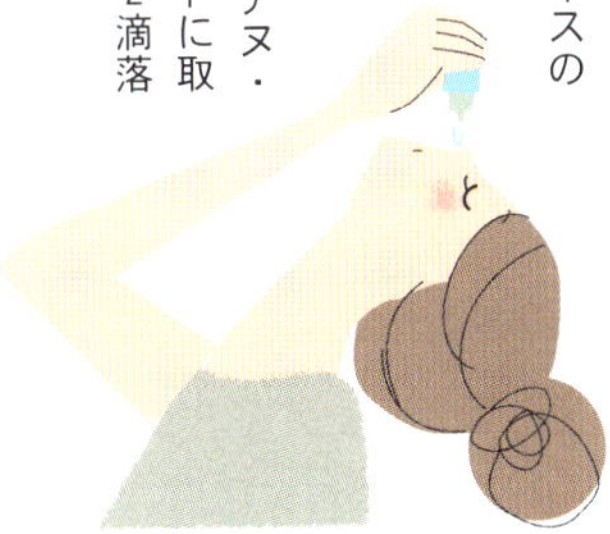

ポイント

＊ごま油やアヌ・タイラを綿棒の先につけて、鼻の中に塗る方法でも効果があります。

＊鼻が乾燥しているときは、鼻洗浄をせず点鼻だけに。出血がある人はごま油のかわりにギーを使ってください。

＊急性鼻炎、発熱、お酒を飲んでいるときは避けましょう。

アーユルヴェーダ風水

アーユルヴェーダの風水は、紀元前6000年までさかのぼるほど歴史が古いもの。中国風水の元となったともいわれますが、その内容はかなり違います。

アーユルヴェーダ風水では、この世に存在するすべてのものにはエネルギーが流れていて、その流れに逆らわず調和することで、幸せな人生が手に入ると考えます。

世界有数の大富豪や大企業も参考にしているという、この風水。あなたもできるところから取り入れてみませんか？

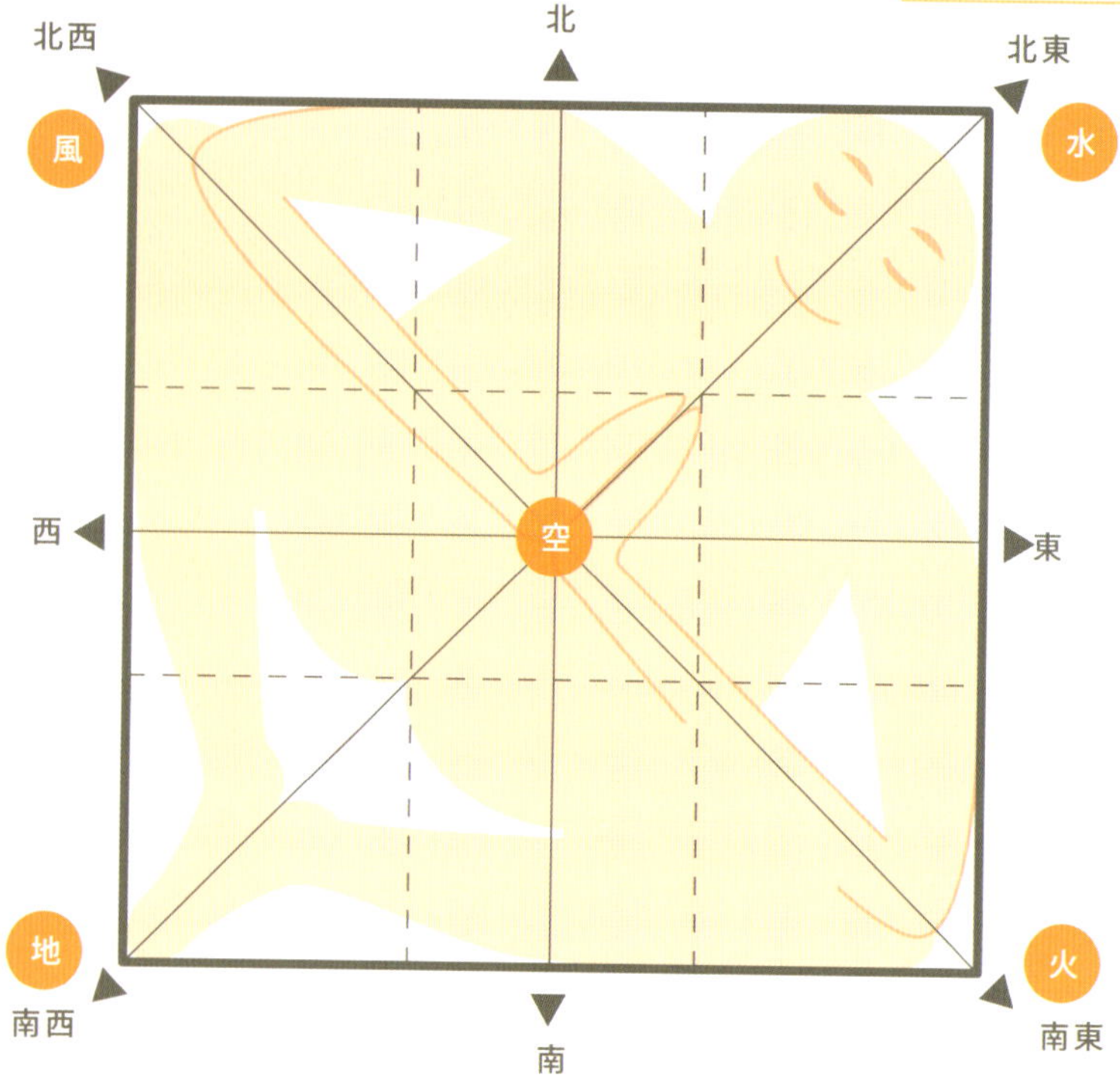

＊アーユルヴェーダには「部分は全体を表す」という考え方があり、家や部屋という全体を、人という部分で表すことができます。この図はそれを表現しています。

方角	キーワード	説明	アドバイス	部屋	ラッキーカラー
北東	スピリチュアル	「水」がつかさどる方角。人にたとえると頭の部分で、見えない世界のサポートが得られる神聖な場所	大切なものを置くとよい。水の入った器、水を入れて花をさした花瓶もよい	神棚、玄関、書斎、リビング	金色、白、オレンジ色
東	健康と幸せ	のぼる太陽のエネルギーが得られる方角。健康と幸せをつかさどる	朝のヨーガは東を向いて行なうとよい	玄関、お風呂、ダイニング、リビング	白、赤、黄
南東	変化	変化のエネルギーの「火」がつかさどる方角。変化を乗り越える力を得られる	人生の転換期にいるときは、この方角でアロマキャンドルなどをたくとよい	キッチン	銀色、赤、パステルカラー
南	仕事の活躍	降り注ぐ太陽のサポートが得られる方角	大きな仕事を抱えているときは、この方角に決意文などを貼るとうまくいく	ダイニング、お風呂、寝室	赤、金色、黒
南西	奉仕とサポート	「地」がつかさどる方角。人にたとえると足＝土台となる	この方角に足を向けて足をマッサージするとよい。石・水晶・木の家具など、重みのある安定したものを置くとよい	寝室	オレンジ、青、黄
西	創造性と知識	潜在意識に関係している方角。自分の中に秘められている創造性をつかさどる	この方角を向いて呼吸や瞑想をすると、インスピレーションが得られる	ダイニング、書斎、トイレ、子どもの寝室	青、茶、黒など濃い色
北西	愛と結婚	「風」がつかさどる方角。よい情報など、自分の力では得られないものが舞いこんでくる	羽、天使、鳥、鈴などのオブジェを置くと、愛の力が高まる	トイレ、ダイニング、書斎	黄、青、ピンク、緑
北	豊かさと成功	金運だけでなく、人財など人生に必要な「財」が得られる方角	ほしいものをこの方角に置くとよい。観葉植物や金色のオブジェを置くとよい	収納、玄関、ダイニング、リビング、浴室	緑、金色
中央	空（くう）	人にたとえるとお腹、内臓。いろいろなものが通っては抜けていく場所	部屋の中央、家の中央には何も置かず、あけておくとよい。すべての方向への通りがよくなり、可能性が広がる	何も置かない広々とした空間	

アーユルヴェーダのアロマテラピー

花や木など植物の香り成分（精油）の力を、健康や美容、ストレス解消やリラックスに役立てるアロマテラピー。アロマテラピーという言葉そのものは20世紀に入ってからですが、香りの力は6000年以上もの昔から使われていたといわれています。

アーユルヴェーダでも、香りには心と体のバランスをととのえる力があると考えられていて、日常的に香りを楽しむさまざまな方法も提案されています。

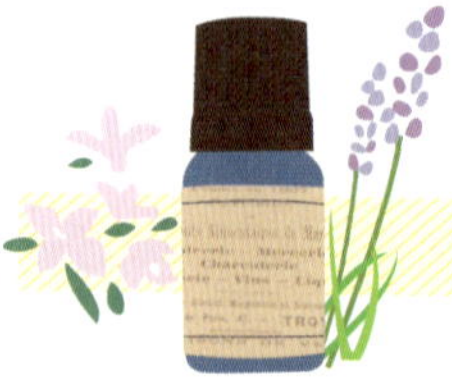

香りの楽しみ方

室内で楽しむ

キャンドルの火で精油を温めるアロマポットや、電気式のアロマディフューザー、スプレーなどで室内に漂わせて。

マッサージに

オイルマッサージのオイルに香りを混ぜて。香りの効果もプラスされて一石二鳥。

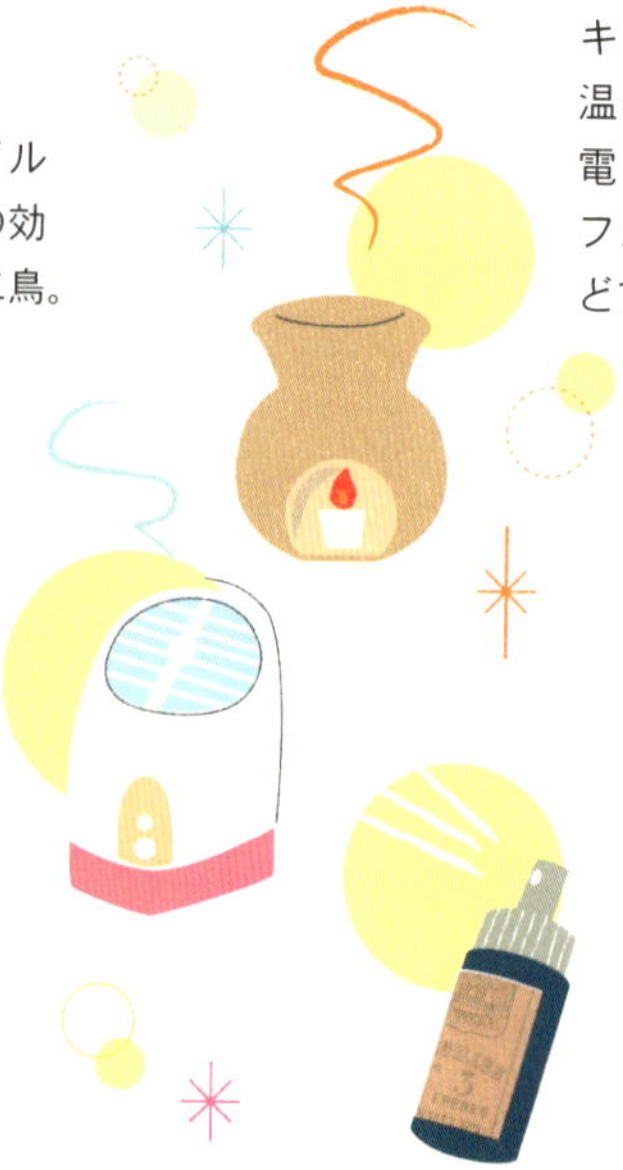

お風呂で

お風呂のお湯に精油を1～2滴加えて。

お出かけに

名刺やハンカチ、ティッシュ、マスクなどにしみこませて。

ベッドで

眠れないときは、枕元に眠りを誘う香りを置いて。

精油のいろいろ

ローズマリー
目覚めの香り、若返りのハーブ

ジュニパーベリー
洋酒のジンに使われる香り。空気をキレイにする

ペパーミント
頭、消化器系をスッキリさせる

グレープフルーツ
幸福感を与え、ダイエットの手助けに

ラベンダー
万能な効果があり、誰からも愛される香り

ネロリ
フローラルなオレンジの香り

ゼラニウム
体と心のバランスをとってくれる

ローズ
女性ホルモンのバランスをととのえてくれる

オレンジ
体と心を温めて高揚させてくれる

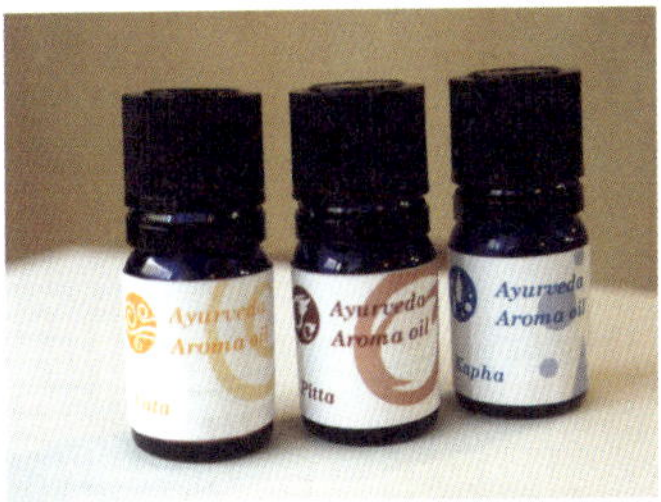

アーユルヴェーダの３つのエネルギーをととのえる精油もあります。（FLORA）

シーン別・オススメの香り

鼻炎に
ユーカリ

眠れない夜に
ラベンダー
ネロリ、ローズ

朝の目覚めに
ローズマリー
ジュニパーベリー

重だるくてやる気が出ないとき
ジュニパーベリー
ユーカリ、ローズマリー
オレンジ、カモミール
スペアミント

イライラが収まらないとき
ローズ、ジャスミン
ラベンダー、カモミール
スペアミント
ペパーミント

集中したいとき
ローズマリー、ラベンダー
サンダルウッド
オレンジ、ローズ
ゼラニウム、シダーウッド

精油を使うときの注意

＊マッサージに使う場合は炎症が起きないか注意が必要です。とくにレモングラス、ローズマリー、ペパーミント、ユーカリなどは少しずつ使いましょう。また妊娠中は控えましょう。

チャクラカラーで心と体のバランスをとる

古代インドでは、人の体には7つのチャクラがあって、エネルギーが出入りしており、その流れのバランスが心と体に影響を及ぼしていると考えられていました。

それぞれのチャクラは、対応する色をもっていますから、必要なエネルギーを色で取り入れることもできます。天然のモノのほうがパワーがあるので、天然素材のスカーフやハンカチ、天然石のブレスレットなどで取り入れてみてください。瞑想のときに、その色を強く思い浮かべるのもいいですね。

※チャクラとは…インドの古い言葉で「車輪」の意味。エネルギーの出入り口と考えられています。

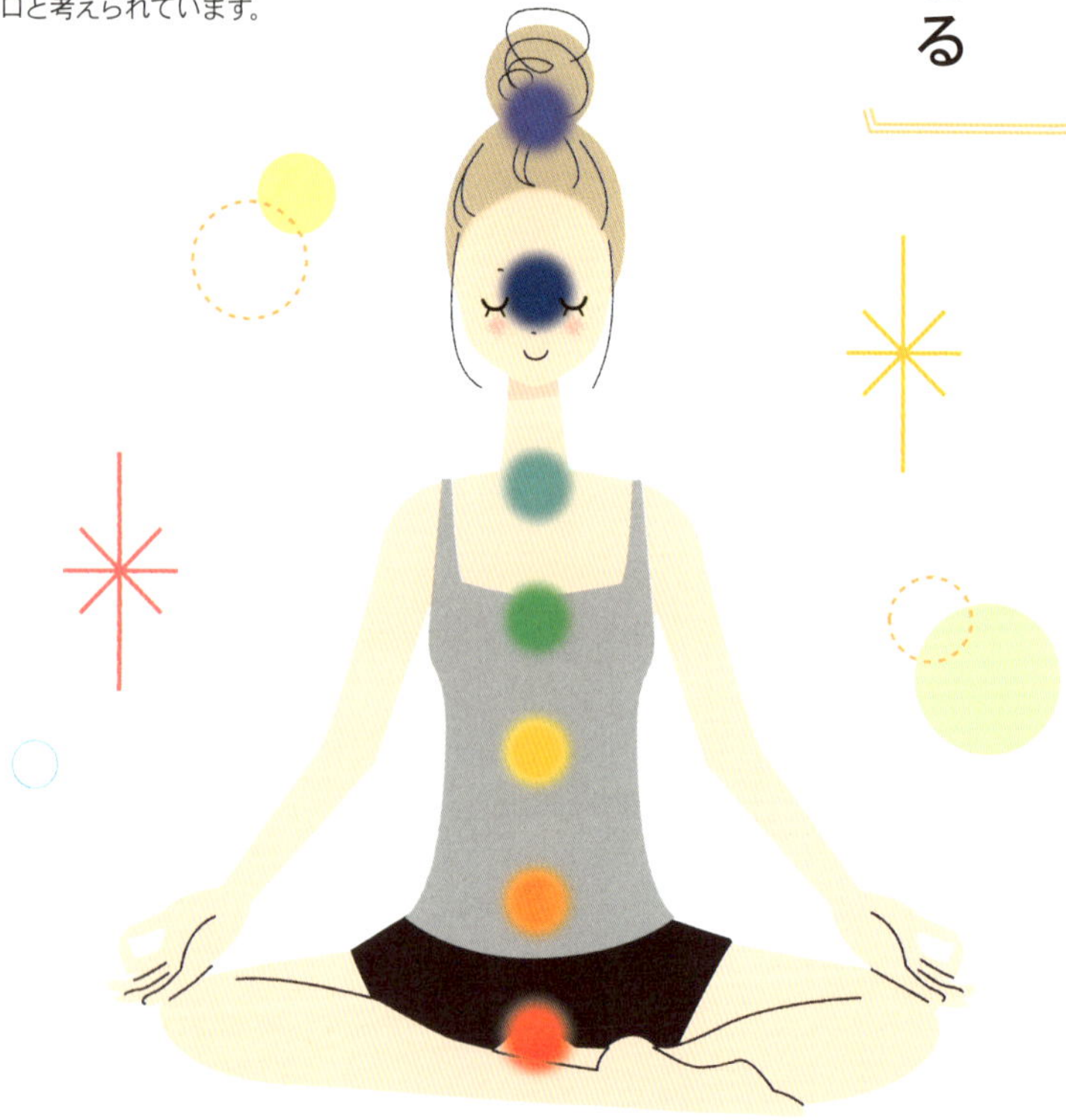

紫
第7チャクラ
《叡智《えいち》》

効果：イマジネーション、インスピレーションを高めます。自分自身へのヒーリング効果も。
効能：脳の疲れを癒やす、血液を浄化する
石：アメジスト（紫水晶）

青
第6チャクラ
《直感》

効果：集中力・直感力を高めます。真実を見極め、物事の本質を知る力が高まります。
効能：高血圧・頭痛・腰痛・不眠・ストレスの改善
石：ラピス（瑠璃）

青緑
第5チャクラ
《自己表現》

効果：自分らしさに自信がもてるようになり、自分の意志を言葉にして表現する力が高まります。
効能：皮膚の免疫力アップ、解毒
石：ターコイズ（トルコ石）

緑
第4チャクラ
《愛と調和》

効果：他人や自分への愛情が高まり、コミュニケーションがうまくいきます。
効能：心拍の調整、筋肉・生殖器を強くする
石：クリソプレーズ（緑玉髄）、ローズクォーツ（紅水晶）

黄
第3チャクラ
《意志》

効果：夢をかなえるため、自分が成長するために何が必要か、冷静に判断できるようになります。
効能：消化不良の改善、心臓強化、免疫力アップ
石：シトリン（黄水晶）

オレンジ色
第2チャクラ
《人間関係》

効果：周囲の人と心の深い部分でつながる喜びを得られます。情熱、意欲が高まります。
効能：便秘改善、健康な髪・爪・歯をつくる
石：カーネリアン（紅玉髄）

赤
第1チャクラ
《安定》

効果：地に足をつけた自分を取り戻し、生きるエネルギーが高まります。
効能：貧血・無気力・うつ改善、アドレナリン増
石：ガーネット（ざくろ石）

column 6

自分の脈を診てみよう

自分自身への気づきを高めるために、時間のあるときは脈を診てみましょう。続けるうちに、だんだん自分の体調が読めるようになってきます。体の声に耳を澄ますことで、自分に今何が必要かも見えてきます。

女性は右手で左手の脈をとり（男性は反対）、右手の人差し指、中指、薬指の３本を手首の外側から回して、手首の出っ張った骨の突起の下にくっつけて当てます。

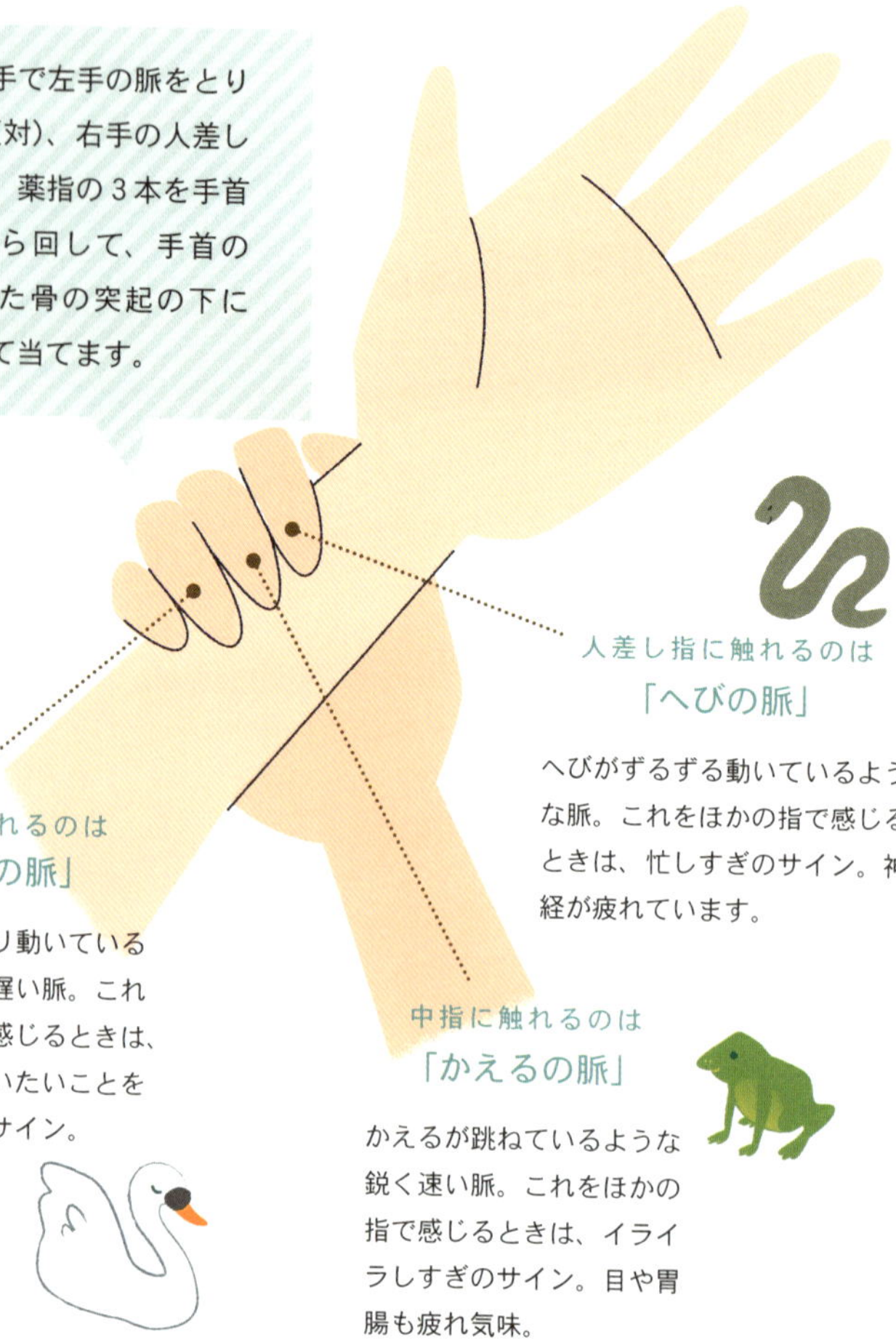

人差し指に触れるのは
「へびの脈」

へびがずるずる動いているような脈。これをほかの指で感じるときは、忙しすぎのサイン。神経が疲れています。

薬指に触れるのは
「白鳥の脈」

白鳥がゆっくり動いているような重くて遅い脈。これをほかの指で感じるときは、重だるく、言いたいことを我慢しているサイン。

中指に触れるのは
「かえるの脈」

かえるが跳ねているような鋭く速い脈。これをほかの指で感じるときは、イライラしすぎのサイン。目や胃腸も疲れ気味。

PART 7

セルフケア編

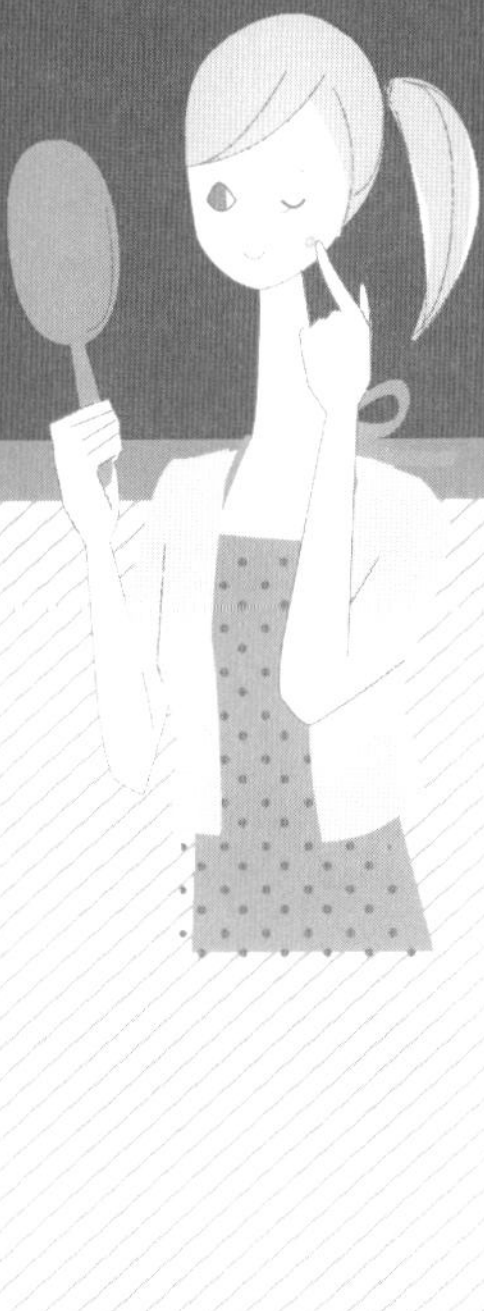

＊セルフケアは毎日の養生法として活用してください。
症状が改善しない場合は医師の診断を受けてください。

疲れやすい

いつも体がだるい、寝ても疲れが取れない……などの症状を解消して、朝から元気に過ごせる方法をご紹介します。

1日の終わりの疲れには

- 黒砂糖、甘草（リコリス）、おろしたショウガ各大さじ1/2を入れたハーブティーを飲む
- ごま油で全身のオイルマッサージを行なって、その後ゆっくり休息する

朝からだるいときは

- 朝、熱めのお風呂にさっと入ったあと、ガルシャナを行なって体を目覚めさせる
- 朝食は、はちみつショウガドリンク（p.32）だけにする
- 夕食は軽めにし、揚げ物や肉は控える
- 入浴のとき、浴室にローズマリーやパインなどのスッキリとした香りを使う

疲れ全般に

- 滋養強壮効果のあるニンニクをとる
- 浄化作用のあるショウガやシナモンを紅茶に入れて飲む

眠れない

眠れないと思うあせりが、安定した眠りを邪魔します。「眠れなかったらどうしよう」と自分を追いこまないようにして、ゆったり過ごしましょう。

- 38～40℃のぬるめのお風呂で、ゆっくり半身浴をする。ラベンダー、サンダルウッド、ローズなどの精油を3～4滴、お湯に入れるとさらに効果アップ
- マッサージ用ごま油を5～10滴ほど手に取り、両耳につけて耳全体をよくもみほぐす
- 寝る前は間接照明にして、精神を落ち着かせる
- お湯1カップに、ナツメグ小さじ1/4を入れて飲む
- お湯1カップに、カモミール小さじ1を入れたハーブティーを飲む
- きざんだショウガ1かけ、またはリンゴ1個を枕元に置いて寝る
- 精神的ストレスで眠れないときは、トマトジュース1カップに粗製糖小さじ2、ナツメグ2つまみを入れた飲み物を、16～17時の間に飲み、18～19時の間に夕食をとる

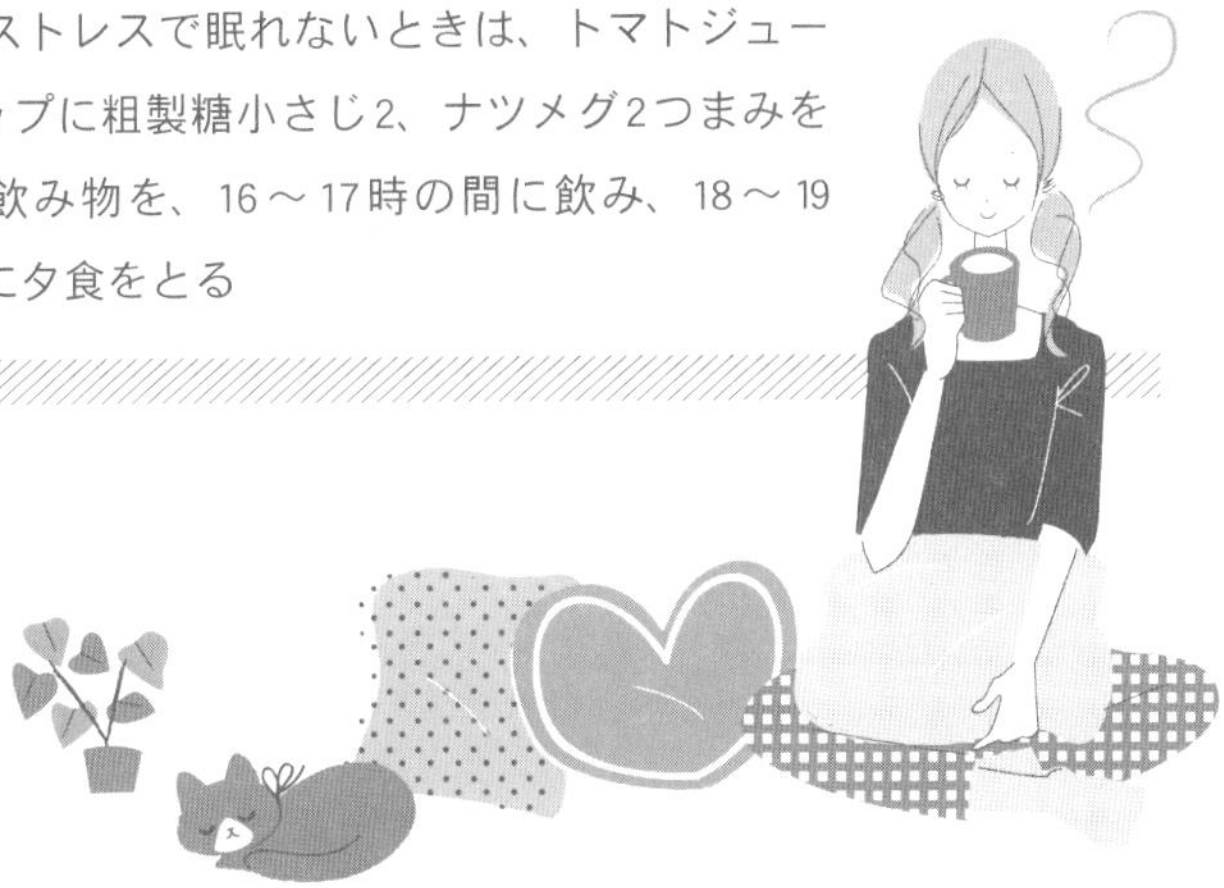

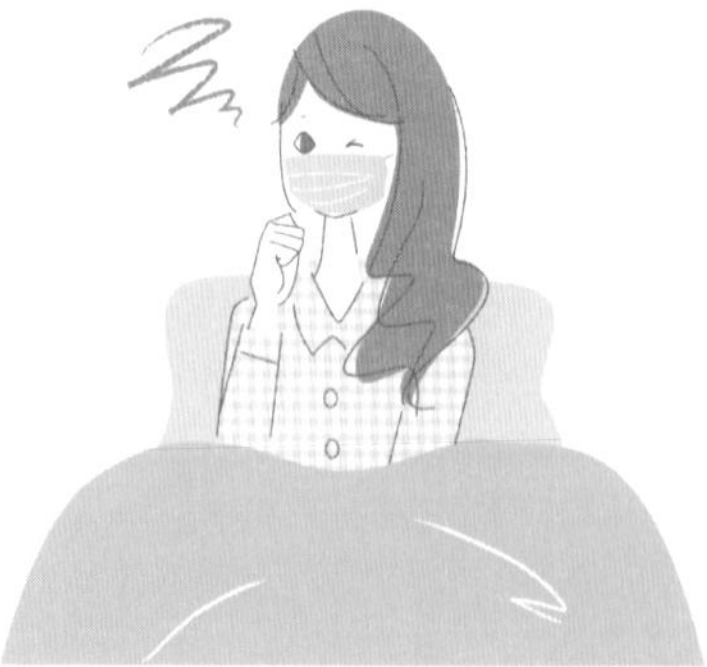

風邪

風邪は、冷えと毒素を排泄しようとする反応です。日頃食べすぎていると、未消化物を浄化しようとして風邪を引いてしまうのです。風邪のときは食事は軽めに。

- 消化力が落ちているため食事を減らす、または抜く
- お湯1カップにトリカトゥ小さじ1を入れて飲む
- カップにおろしたショウガ、はちみつ、レモン汁を同量入れて、お湯で割って飲む
- アムラやローズヒップなどでビタミンCをとる
- セージやタイムのハーブティーでうがいをする
- ニンニク、ショウガ各1かけの薄切りと水500mℓを鍋に入れて煮こみ、半分程度になったものに、はちみつ適量を加えて寝る前に飲む
- 41℃くらいの熱めのお湯に、おろしたショウガまたはターメリック（ウコン）を入れて、20分ほど足湯をする。足湯のあと、足の裏をもみほぐすとより効果的
- 胸、腰、鼻にショウガ湿布（p.33）を貼る
- 背骨のまわりが固くなりやすいので、p.68の1を参考に、首を十分にゆるめて、首から肩、背中のこりをほぐす

せき・のどの痛み

体内の粘液を増加させる甘味、酸味、塩味の食べ物は控えましょう。反対に、辛味、苦味、渋味の食べ物はオススメです。風邪のときのセルフケアも参考にしてください。

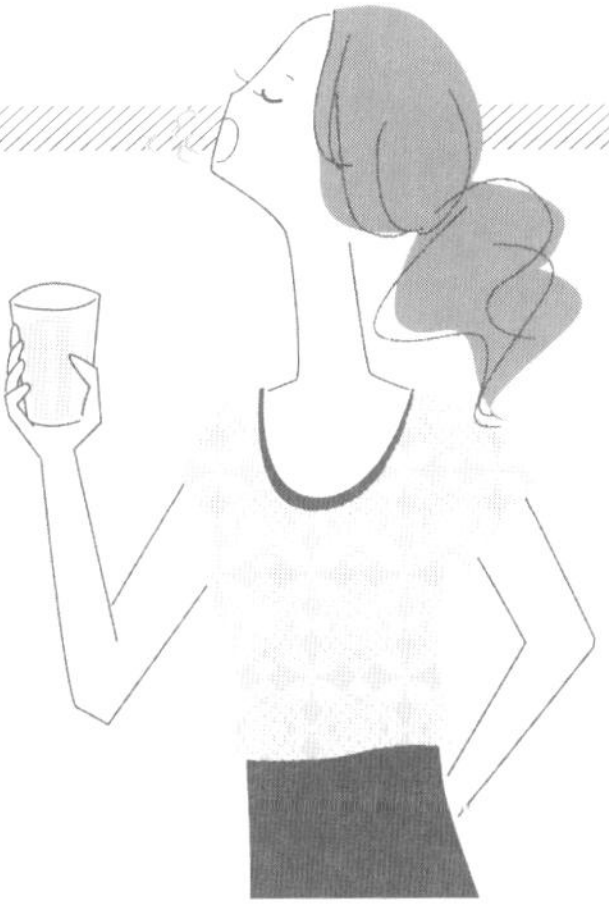

のどの痛み

- お湯1カップに、塩小さじ1/2、ターメリック（ウコン）少々を入れて、夜にうがいをする。ショウガパウダーを小さじ1/4加えると、より効果的
- お湯1カップに、ターメリック小さじ1/4を溶かして、ターメリックティーとして飲む
- 温めた豆乳1カップに、ターメリック小さじ1/4を加え、寝る前に飲む

せき

- カップにおろしたショウガ、はちみつ、レモン汁を同量入れて、お湯で割って飲む
- 乾燥したせきには、バナナ1本をくずしてお湯1カップに入れ、はちみつ小さじ1、黒コショウ小さじ1/2を加えた飲み物を1日2回飲む

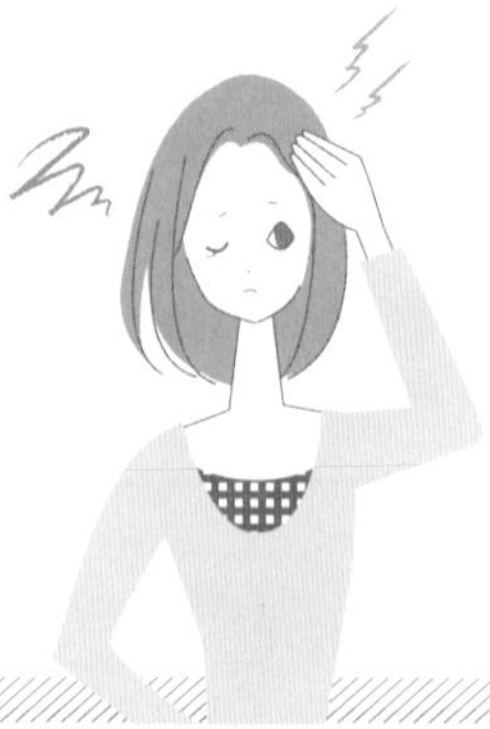

頭痛

体内のどんなエネルギーが増加してアンバランスになっているかで、頭痛の症状は変わりますし、対処法も違ってきます。症状別にご紹介しましょう。

首から後頭部にかけて痛む頭痛

- 後頭部から首にかけてのへこんでいる部分にあるツボをもみほぐす（p.59の⑤）
- 額や後頭部にショウガ湿布を貼る
- シローダーラーを行なう

側頭部がズキズキ痛む偏頭痛

- 白湯をしっかりとる
- 温めた豆乳1カップにターメリック（ウコン）小さじ1/4を加えた飲み物を、1日2回空腹時に飲む

頭が重だるく痛む頭痛

- 散歩をする
- ユーカリの精油を使って、フェイシャルハーブスチームを行なう

吐き気・二日酔い

食べすぎなどで体内のエネルギーのバランスがくずれると、食欲不振や吐き気につながります。何日も続く場合は、病気の可能性もあるので専門医を受診しましょう。

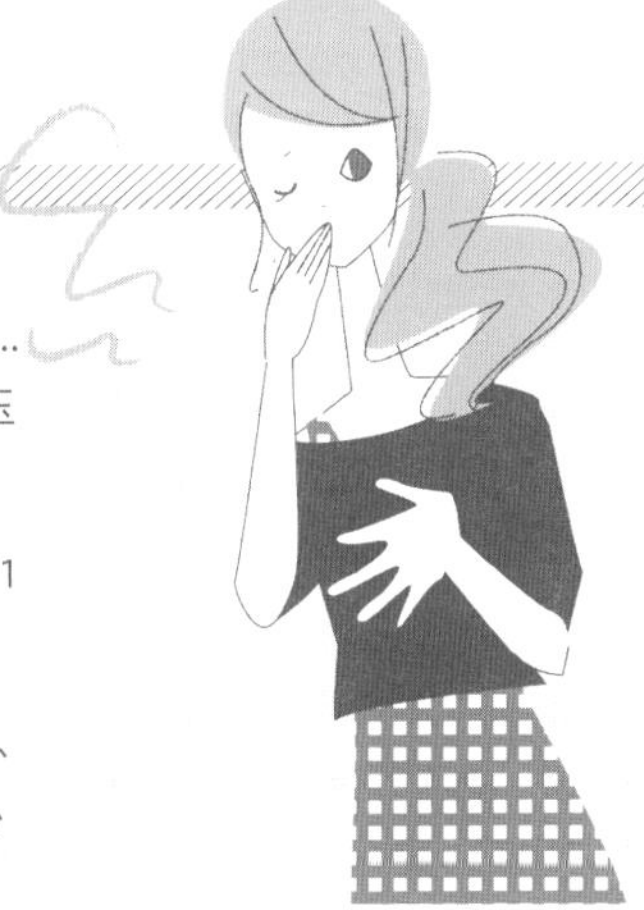

吐き気

- おろしたショウガ、おろした玉ねぎ各小さじ1を混ぜて飲む
- レモン汁、はちみつ各小さじ1を混ぜて飲む
- おろした玉ねぎ1/2カップに、はちみつ小さじ2を混ぜて飲む

二日酔い

- オレンジのしぼり汁1/2カップに、ライムのしぼり汁小さじ1/2、クミン粉ひとつまみを加えた飲み物をとる
- 梅干しにしょうゆをたらし、番茶を注いで飲む。さらにショウガパウダーを混ぜても
- お酒を飲む前に、ターメリック（ウコン）を豆乳に入れて飲んでおく。ターメリックには肝臓を保護するクルクミンが含まれているので、日常的に飲むと肝臓を強くする

目の疲れ

乾燥によるドライアイや目のまわりの筋肉疲労が原因です。パソコンなど目を使う作業は、休憩しながら行ないましょう。

- 目の上にホットタオルを当てて温める
- ギーを使ったネートラ・タルパナ（p.37）を行なう
- コリアンダーシード小さじ１を、カップ１杯のお湯で１分間煎じ、ろ過して冷ます。これで顔を洗う（冷蔵庫で２〜３日保存可能）
- ヒマシ油を足の裏に塗る
- 目の疲れをやわらげるツボ（下のイラスト参照）をもみほぐす

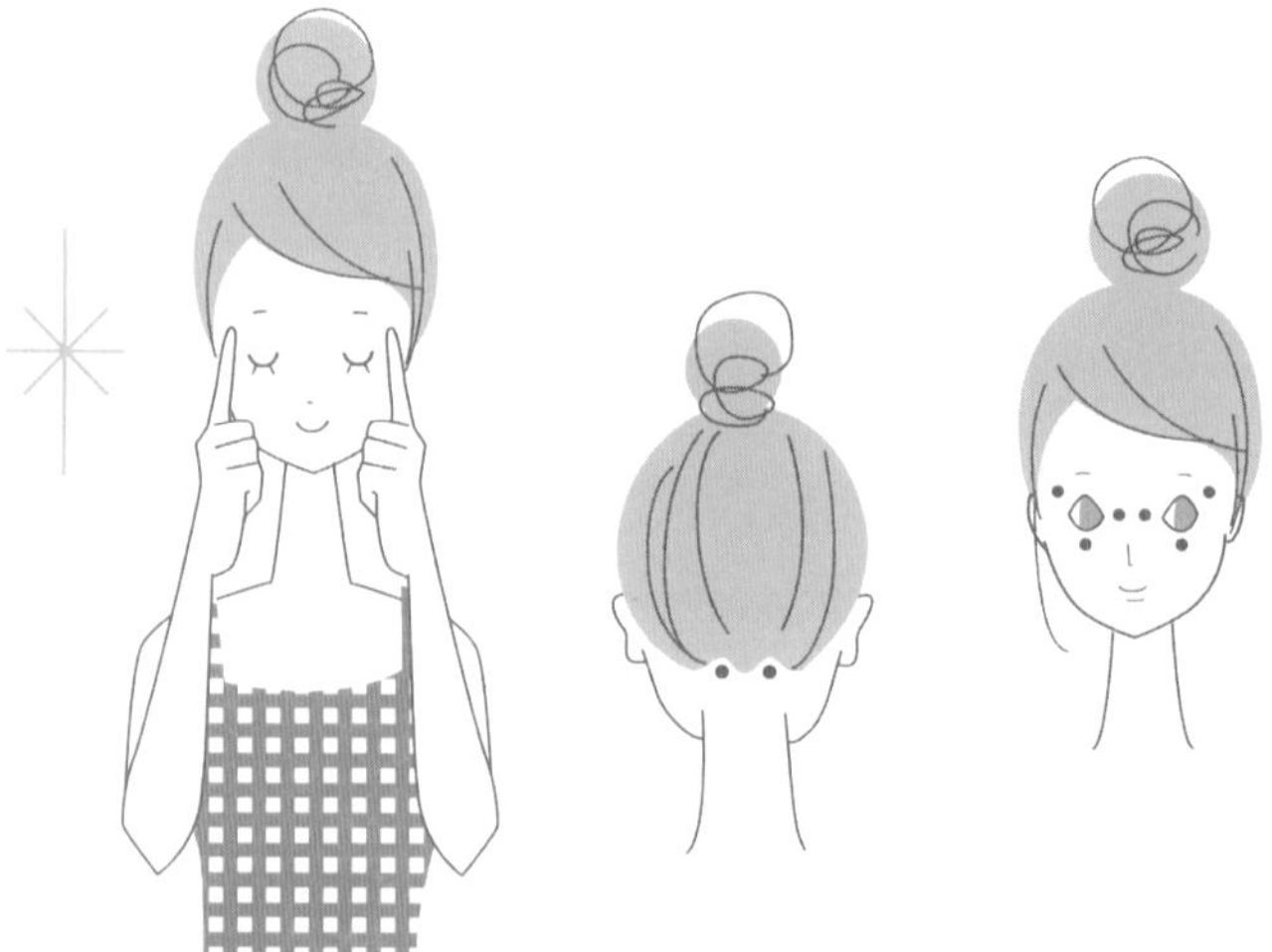

花粉症

花粉症は、自律神経系や免疫系のバランスが乱れることで起こります。春に症状が出る前の、冬の間の過ごし方も見直しが必要です。

- 体を冷やさない。とくに頭部を冷やさないこと。そのため、髪は朝に洗うとよい
- 朝は入浴またはシャワーを浴びて体を温める
- 温めたごま油でオイルマッサージを行なう。全身でも一部でもOK
- 鼻洗浄（p.78）を行なう
- 冷たいものを食べない
- 甘いもの、油っこくて高カロリーの食べ物は、冬の間から控えるようにする
- 辛味（ショウガ、山椒、シナモン、ターメリック、唐辛子などのスパイス類）の食べ物を多くとる
- 白湯をしっかり飲む
- 症状がひどいときは、腹八分目を守り、1日2食にするなど食事の量を少なめにする

肌トラブル

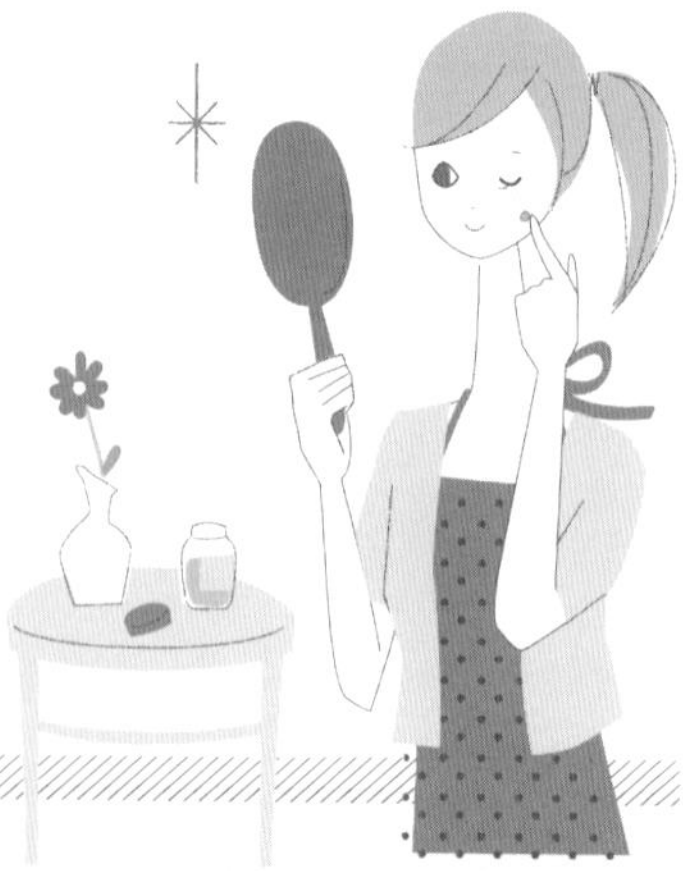

お肌のトラブル、気になりますね。消化力の低下が原因のときもあります。肌トラブルと同時に、胃腸の調子が悪く、体が重いときは、食事にも気をつけましょう。

- 刺激物や塩分、お酒を控える
- 肉類や揚げ物、動物性食品を控える
- 夜だけプチ断食、週末断食をして、消化力の低下を防ぐ
- 白湯をしっかりとる
- にきび、おでき、湿疹などには、ターメリックオイルを塗る

ターメリックオイルの作り方

❶ p.43の方法で、ごま油200～250mℓを加熱処理する

❷ ①にターメリック（ウコン）大さじ1を入れ、55～100℃のお湯で20～30分湯せんをする

❸ 1～3日放置し、上澄みをペーパータオルでろ過して完成

冷え性

男性に比べ筋肉量の少ない女性は、基礎代謝が低く、冷え性を引き起こしやすいもの。ほかにアーユルヴェーダでは、消化力の低下も原因と考えます。食生活も見直しを。

- 冷たい飲み物、油っこいもの、果物は控える
- 体を温めるショウガ、コショウ、ニンニク、唐辛子などを積極的にとる
- 足湯で体を温める
- ごま油で全身をオイルマッサージする。血流をよくするので、塩でのマッサージもオススメ。マッサージの前にガルシャナをすると、さらに効果アップ

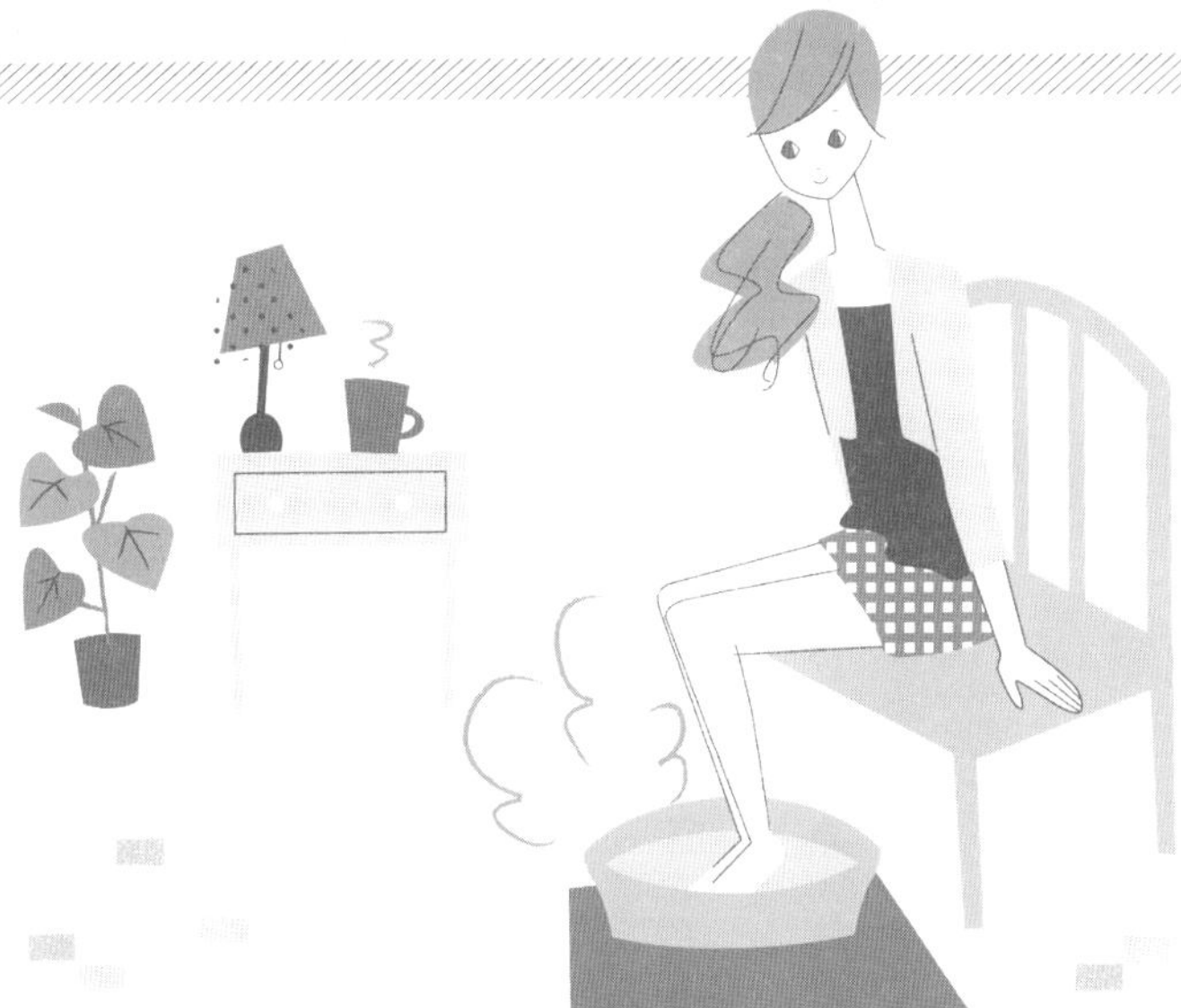

肩こり・腰痛

長時間同じ姿勢でいると血行が悪くなり、乳酸などの疲労物質がたまって痛みの原因に。また、緊張やストレスが続くと筋肉もこわばり、症状が悪化するので、リラックスを。

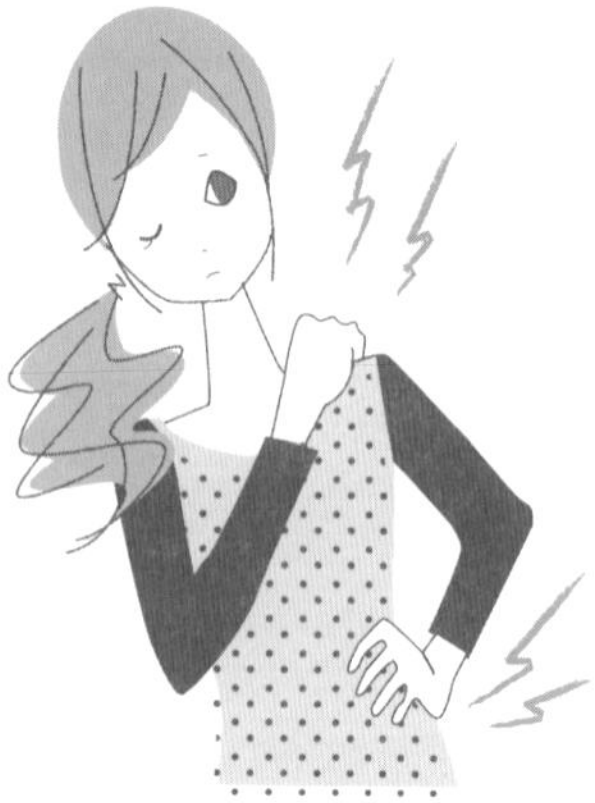

- 体を冷やさない。とくに足の冷えは痛みを悪化させるので、靴下をはく
- 肩こり、腰痛にそれぞれ効くヨーガ（左ページ参照）を行なう
- こりや痛みのある部分にショウガ湿布を貼る
- 入浴時、筋肉をリラックスさせるラベンダーの精油を3滴入れる
- お腹・腰、足のオイルマッサージを行なう。オイルは足の裏まで塗って
- 白湯やショウガをしっかりとって、未消化物が残らないようにする
- 甘草（リコリス）のハーブティーを飲む
- 激辛の食べ物は避ける

yoga

肩こり、腰痛に効くヨーガ

肩こりに効く

簡単なラクダのポーズ

イスまたは床に座って、手を後ろで組みます。息を吸いながら、ゆっくりと胸を広げ、肩甲骨を寄せます。呼吸は止めずに、少ししたら息を吐きながら元に戻ります。これを2～3回行ないます。

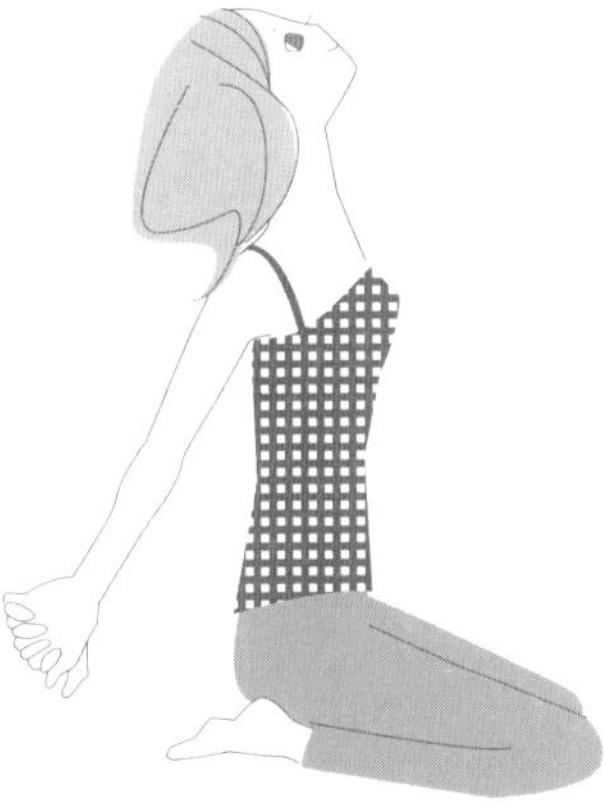

腰痛に効く

ブリッジのポーズ

仰向けに横になり、ひざを立てます。手を床につけ、息を吸いながらゆっくり腰を上げていきます。上がったらそのまま2～3回呼吸をし、少ししたら、息を吐きながら戻ります。これを5回1セットとして、1日2～3セット行ないます。

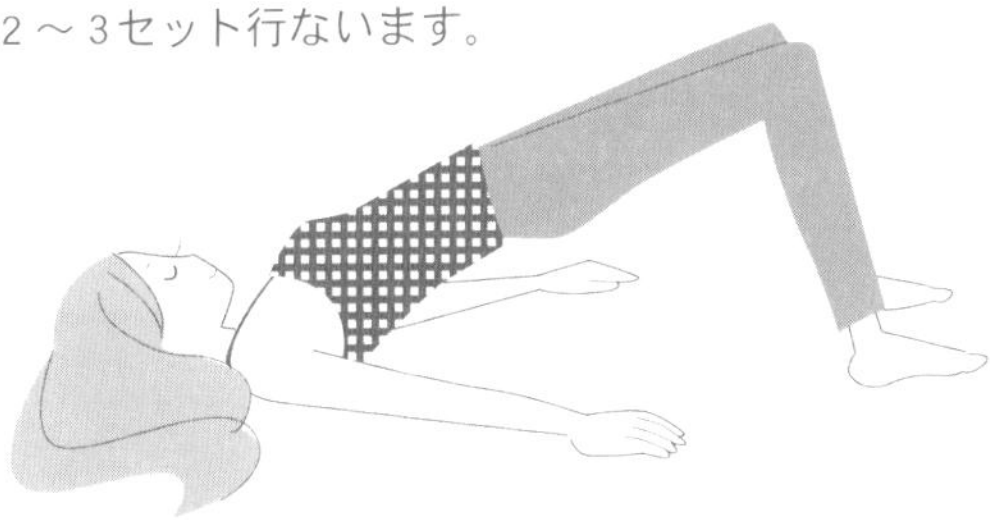

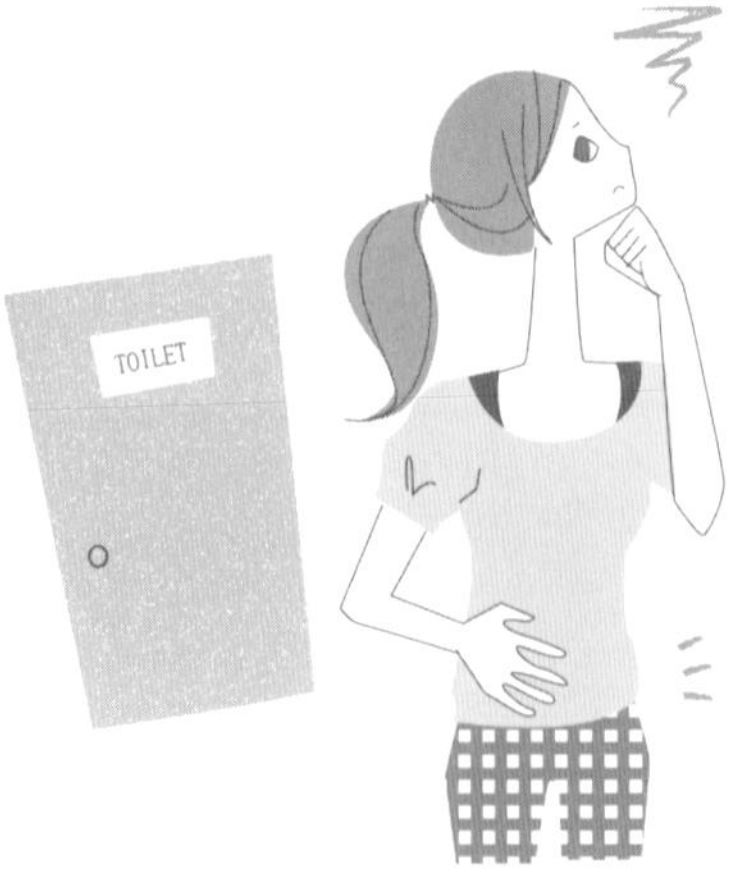

便秘

便秘の原因は、不規則な生活、食物繊維の少ないかたよった食事、運動不足、ストレスなど。とくに女性は、便意を我慢しないことも大切です。

- 朝起きたら白湯を飲むことを習慣づける
- リンゴ1個、ほうれん草1/2束をジューサーに入れて作ったコップ2杯分のジュースを朝夕に飲む
- 夕食はできるだけ早い時間にとる
- 冷たい食べ物は避けて、体を冷やさないようにする
- リンゴを食べる。リンゴは水溶性食物繊維を多く含むので、便秘改善に効果大
- 散歩をして体を適度に動かす。朝夕30分ずつできるとベストだが、どちらかだけでも
- お腹と腰のオイルマッサージをする。オイルはなくてもOK

下痢

下痢が続くときは、過敏性腸症候群なども考えられますので、専門医を受診しましょう。そのうえで、とくに原因が見当たらない場合は以下の方法を試してみてください。

- カップ1杯のラッシーに、黒コショウ2つまみを混ぜた飲み物を1日2回とる。ラッシーは、プレーンヨーグルトと水を1対1の割合で混ぜて作る
- ラッシーに、おろしたショウガ少々を入れて飲む
- 熟れていない青いバナナをきざんで、ギー小さじ1とショウガパウダー2つまみをかけて食べる
- ヨーグルト1/2カップに、クローブ、サフラン、ナツメグひとつまみずつを混ぜたものを、1日2回とる
- ヨーグルト1/2カップに、シナモン小さじ1/2とナツメグひとつまみを加えたものを、1日2～3回とる

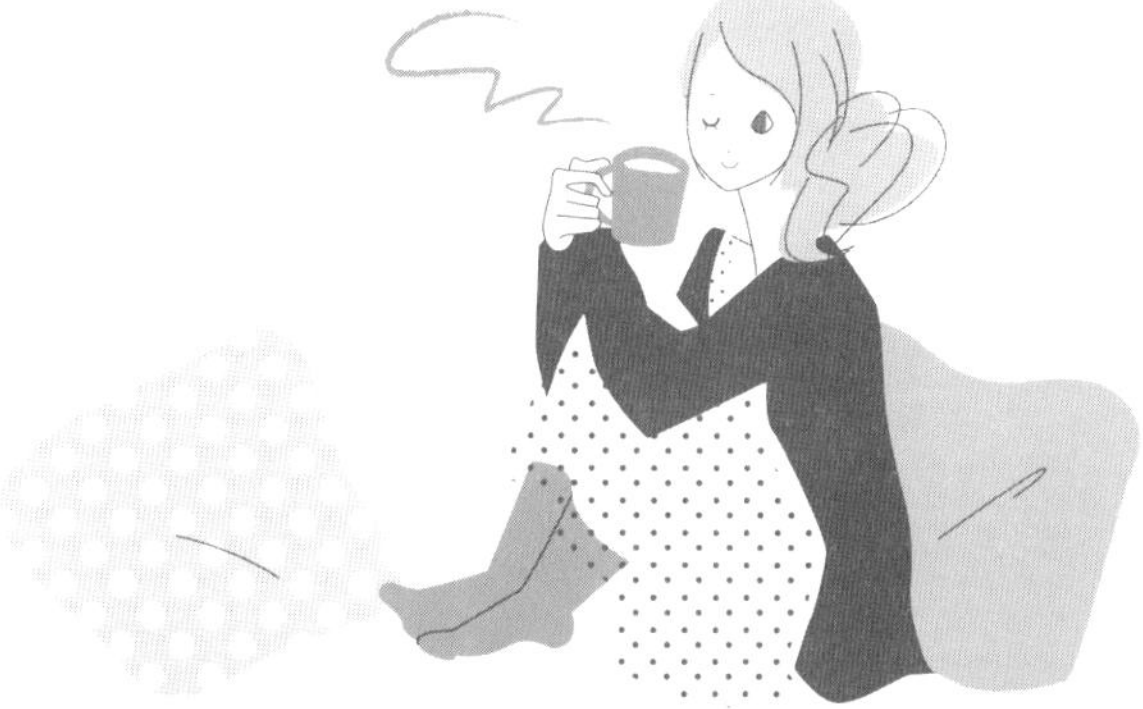

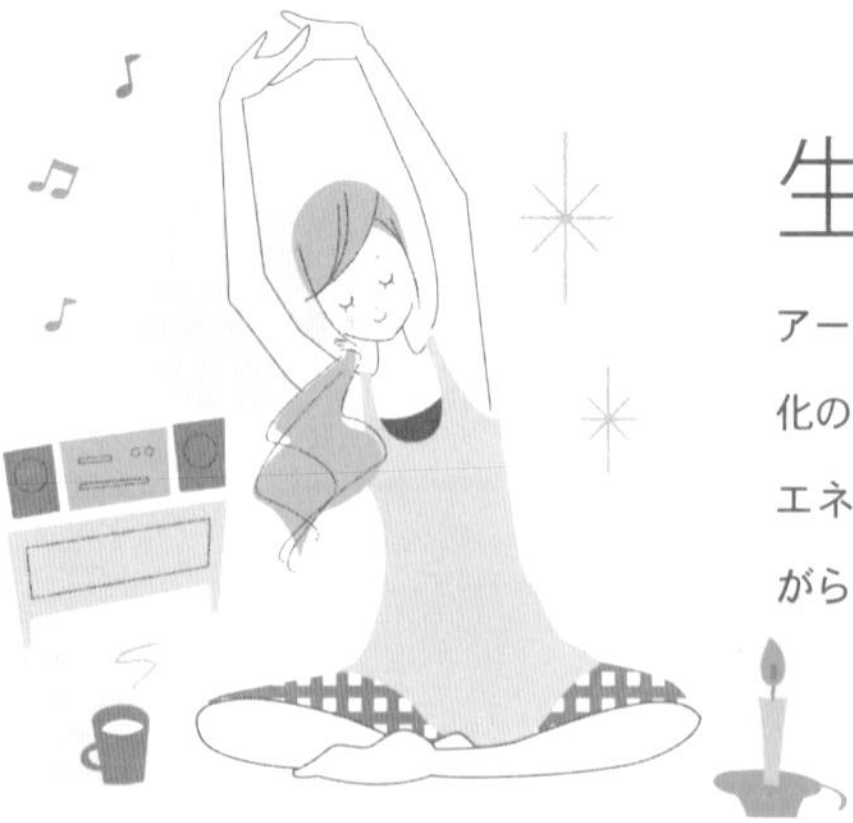

生理

アーユルヴェーダでは、生理は体の浄化のための自然現象ととらえています。エネルギーのバランスをととのえながら、きちんと浄化させたいですね。

- 少し仕事をセーブするなどして、ゆったりと過ごす
- 集中力が落ちて眠くなりがちだが、昼寝は血液循環が悪くなるので控える
- 激しい運動は控える。15～30分程度の軽い運動はオススメ
- 生理の初日は、シャンプーやヘッドマッサージを控える
- お風呂に入ると血行がよくなり経血が増えるので、2～3日目まではシャワーがベター
- 消化しにくい炭酸飲料、チーズ、ヨーグルト、肉、揚げ物、刺激の強いチョコレートは控える
- 生理中は五感が敏感になるため、身のまわりの色、音、香りなどは刺激的でないものを選び、五感をリラックスさせる
- 意識を自分の内側に向け、浄化に集中して精神の安定をはかる
- 生理痛があるときは、サフラン数片をお湯で煎じたハーブティーを1日2回飲む

その他

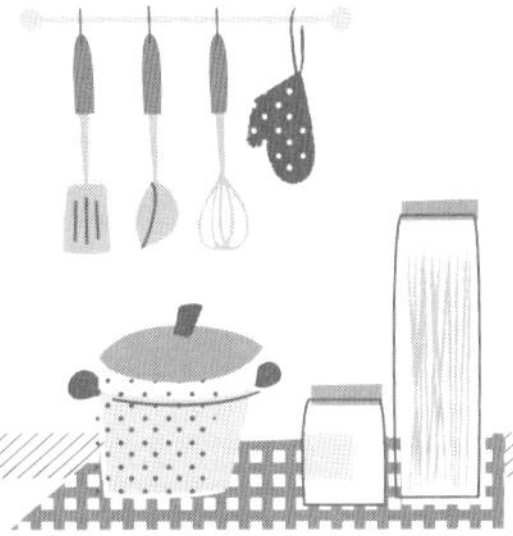

発熱

●お湯1カップに、コリアンダーとシナモン各小さじ1/2、ショウガパウダー小さじ1/4を溶かし、10分間煮立てたものを飲む

貧血

●食事1時間前と直後のコーヒーは、吸収と消化の働きを低下させるので控える

●新鮮なにんじん2本と赤カブ2個をジューサーにかけ、クミンひとつまみを入れたジュースを、空腹時に1日2回飲む

口臭

●甘草（リコリス）の粉で口をすすぎ、フェンネルシードを食べる

円形脱毛症

●ショウガのしぼり汁を頭皮にすりこむ

column 7

耳と顔には全身がある

足の裏と同じように、耳にも体じゅうのツボが集まっているため、耳のマッサージは全身のマッサージと同じ効果があります。耳の形は、お母さんのお腹の中で丸くなっている胎児の形と同じ。耳を強く押してみて、痛みを感じる部分があれば、体のその部分に疲れがたまっていたり、異常があるのかもしれません。

同じことが顔にもいえます。顔は小さな全身。おでこが頭で、眉毛が両手、鼻が背骨で、ほうれい線が両足。頬や口などあいている部分に内臓が散らばっています。ほうれい線にしわがきざまれてきたら、足が弱ってきたサイン、頬にシミができてきたら、内分泌系のホルモンがアンバランスになっているサインです。

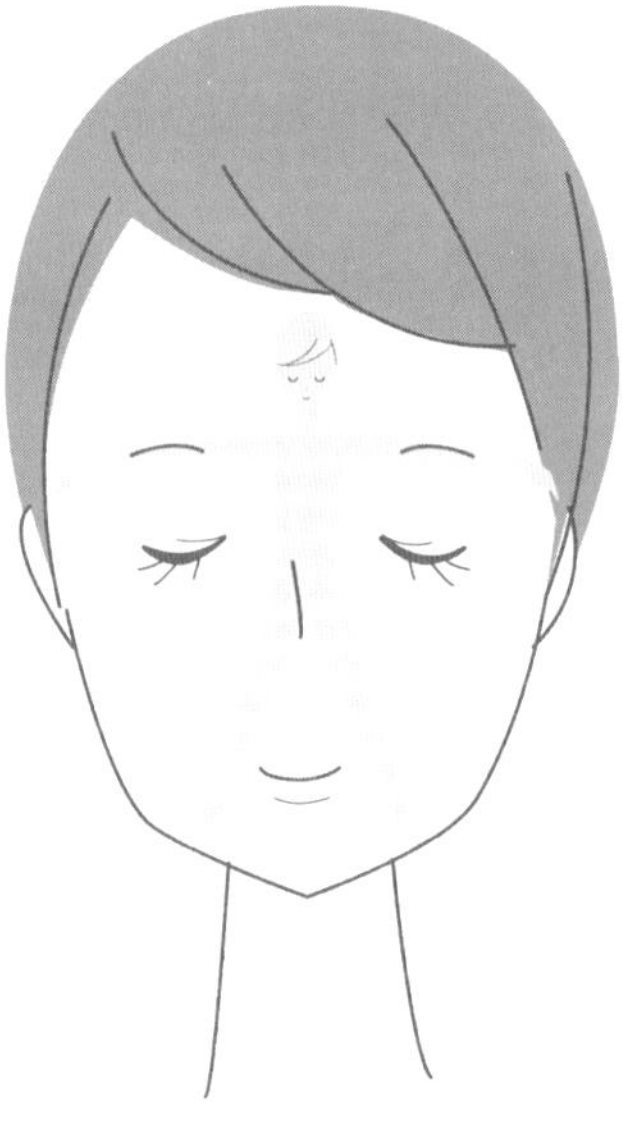

PART 8

もっとアーユルヴェーダ

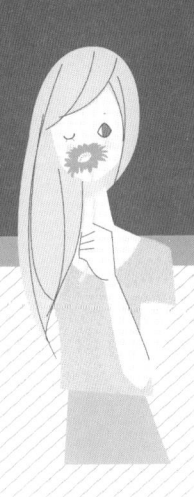

そもそも アーユルヴェーダって何？

アーユルヴェーダとは、古代インドの言葉でアーユス（生命）のヴェーダ（科学）、つまり「生命の科学」という意味をもつ、インドの伝統医学です。

伝統医学にはほかに中国医学（漢方医学）やギリシャ医学などがあり、人を全体として見て、部分的な治療法より、体や心のバランスをはかることを目的としている点で共通しています。

その中でも、アーユルヴェーダは、およそ5000年の歴史をもつ、世界でもっとも古い伝統医学といわれています。

それほど古い歴史をもつアーユルヴェーダが、今の日本で、とくに若い人たちの間で、静かなブームとなっています。

それは、アーユルヴェーダが「自分の内なる声に耳を澄まし、もともと備わっている力を生かして、心と体が喜ぶ毎日を送る」「現代生活でどうしてもたまってしまう毒を排出し、心と体をキレイに健康にする」ことを目指しているからではないでしょうか。

生活が便利になったいっぽうで、体に悪いものや悪い習慣、ストレスの元など、さまざまな毒が増え、体調をくずしたり、心が悲鳴を上げている人が増えています。

そんな中で、心と体に負担をかけないアーユルヴェーダのシンプルな考え方が、多くの人に支持されてきているのだと思います。

アーユルヴェーダには、食事、マッサージ、ヨーガ、アロマテラピー、ハーブ、セルフケアなどなど、さまざまな教えがあります。「デトックス」や「アンチエイジング」なども、アーユルヴェーダの考えにもとづくものです。

アーユルヴェーダは、5000年もの間に蓄積された、さまざまな知恵を授けてくれる体系です。でも、当たり前ですが、私たちはひとりひとり違います。あなたの心と体が喜ぶ方法は、最終的にはあなた自身が見つけて、実行していくのです。

ですから、アーユルヴェーダを学ぶことは、自分自身を知る旅でもあるのです。

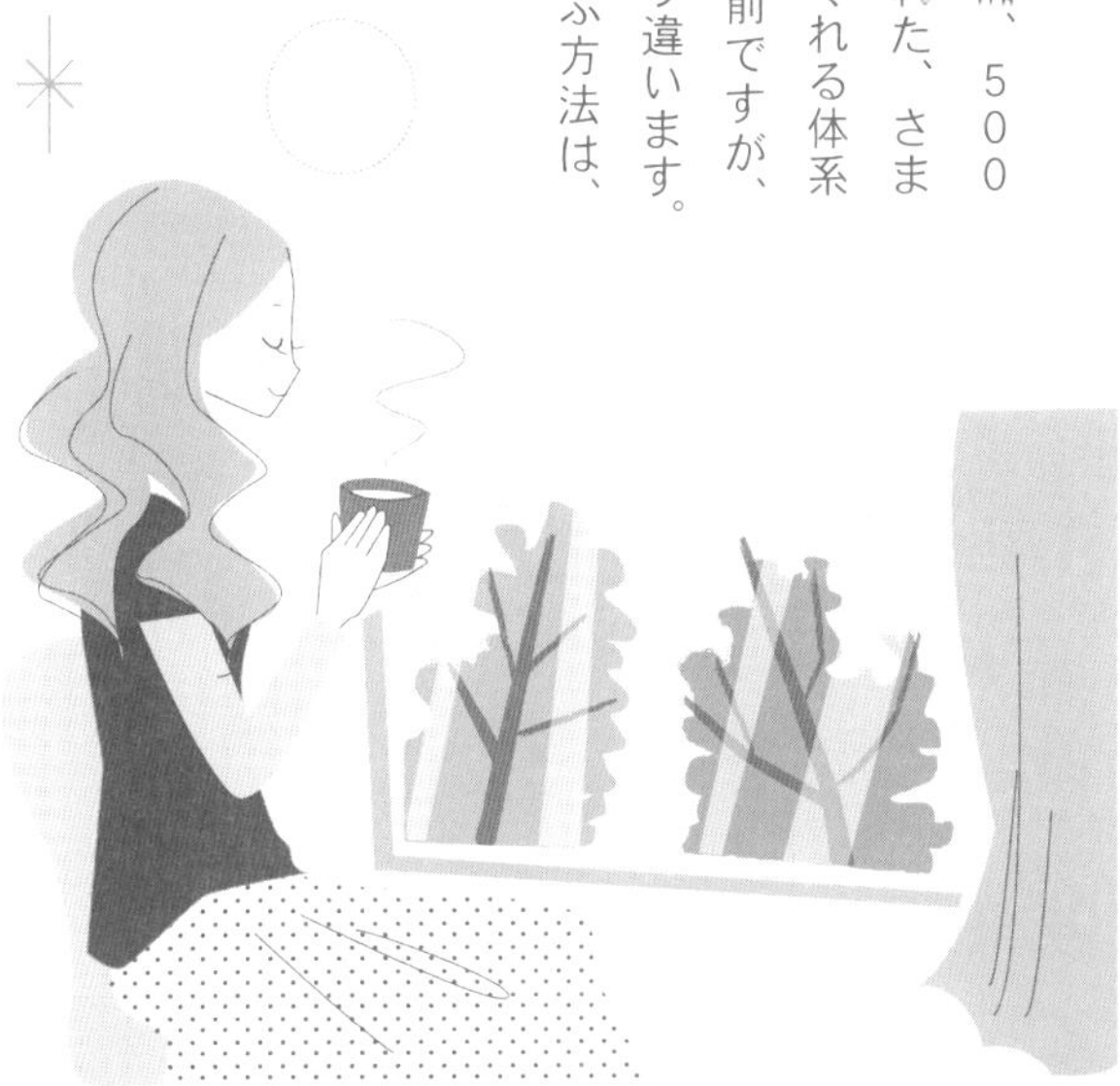

宇宙や人を構成する5つの要素

自然のあるがままを大切にするアーユルヴェーダでは、宇宙に存在するすべてのものは「地、水、火、風、空」の、5つの要素（五元素といいます）でなりたっていると考えます。

もちろん、人の体や心もこの五元素でなりたっています。

地

支える大地。しっかりとした安定感をもたらします。人の体では、骨格、筋肉。人の心では、落ち着き、辛抱強さなど。

水

流れる水。うるおいと穏やかさを与えます。人の体では、血液、リンパ液などの体液。人の心では、順応性、平和を愛する心など。

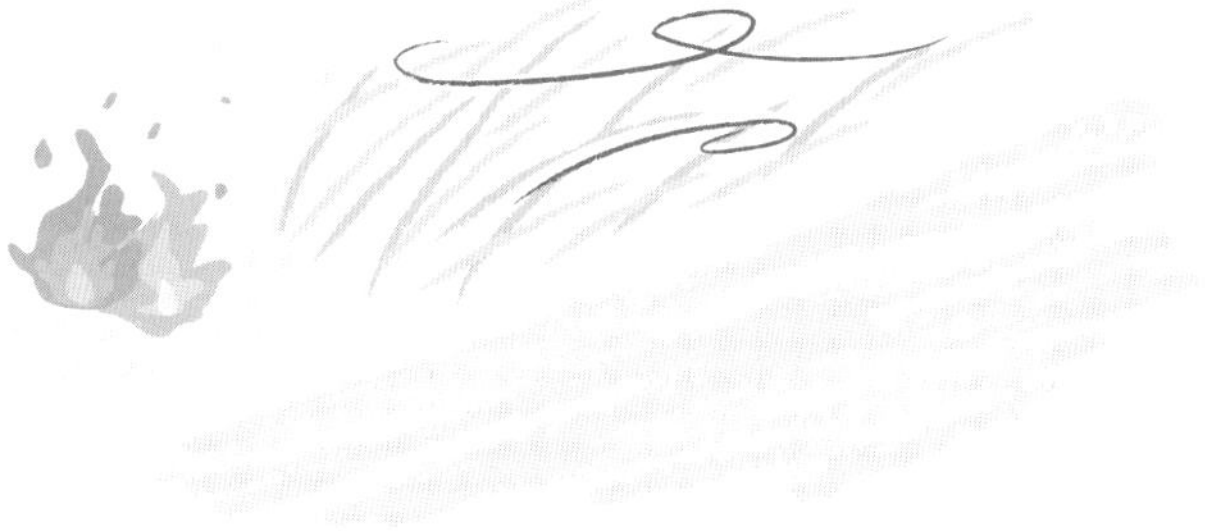

火

燃える火。ものや物事に変化をもたらします。人の体では、体温、消化力、分泌や代謝。人の心では、情熱、積極性、正義感など。

風

吹く風。すべてを動かす原動力となります。人の体では、呼吸、栄養や血液を流す力。人の心では、好奇心、豊かな発想力など。

空

空間、何もない場所、何も起きていない状態。これからあらゆることが起こる可能性を表します。人の体では、鼻腔、胸腔などのスペース。人の心では、落ち着き、ゆとりなど。

人の心や体を動かす3つのエネルギー

人の心や体は五元素でなりたっていますが、心や体を動かすにはエネルギーが必要です。このエネルギーを「ドーシャ」といい、五元素の組み合わせでできています。

ドーシャには、「ヴァータ」「ピッタ」「カパ」の3つがあります。3つともすべて、私たちの体にもともと備わっているエネルギーですが、そのバランスはひとりひとり違い、それが個性につながっています。

ヴァータ

「風」と「空」の組み合わせ。おもに「風」のエネルギー。「心身の動き＝循環」をつかさどっています。

ピッタ

「火」と「水」の組み合わせ。おもに「火」のエネルギー。体内の「燃焼＝消化と代謝」をつかさどっています。

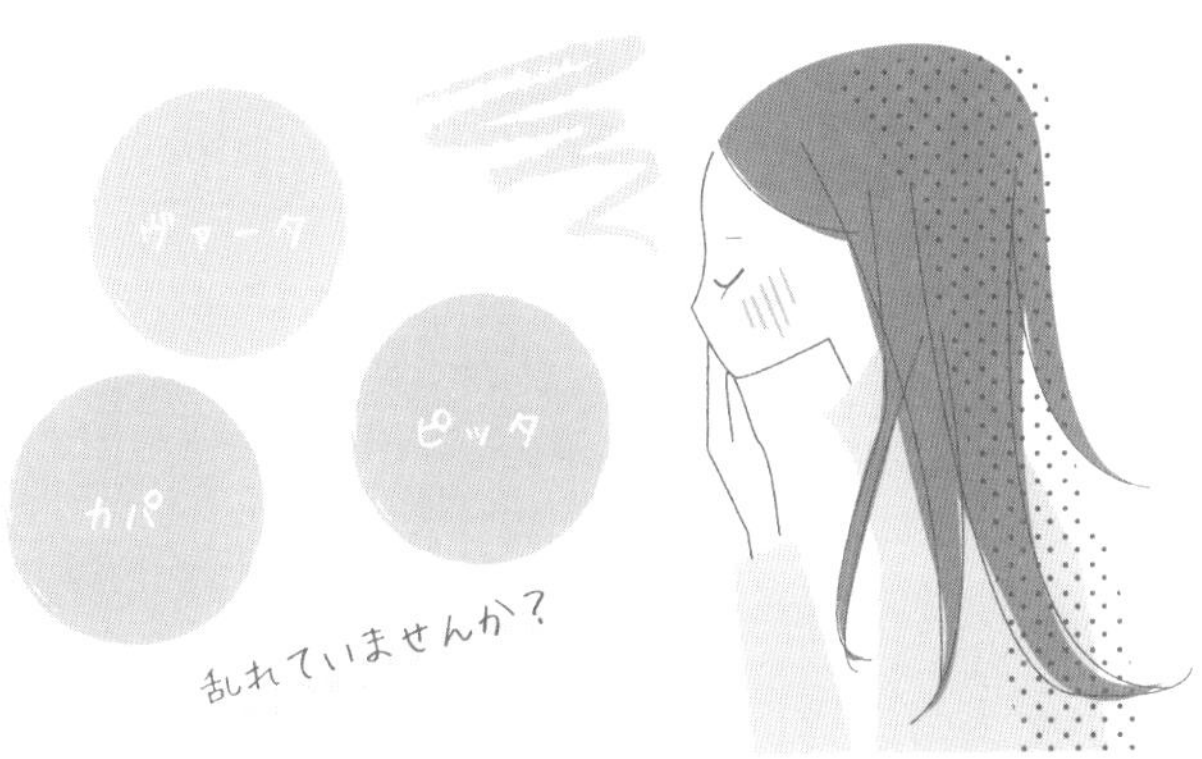

カパ

「水」と「地」の組み合わせ。おもに「水」のエネルギー。体内で、細胞、筋肉、骨、精神力などをつくり、それを「蓄積」する働きをしています。

これら3つのうち、どれかひとつまたは2つのエネルギーが乱れてバランスがくずれると、体調が悪くなったり、心がウツウツとしてきたりします。

それをそのままにしておくと、やがては病気を引き起こしてしまいます。エネルギーの乱れとは、どれかひとつまたは2つが増えすぎて、毒になってしまうこと。減ることはありません。

ヴァータ、ピッタ、カパのバランスは、時間帯、季節、天気、食事、過ごし方、年齢など、さまざまな影響を受けて変化します。気がつかないうちに、バランスが乱れているかもしれません。

ヴァータ、ピッタ、カパの乱れを、次ページからのリストでチェックしてみましょう。

ヴァータの乱れをチェック！

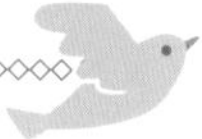

ヴァータのバランスがくずれていないか、あなたのヴァータの乱れを調べましょう。当てはまる項目にチェックを入れてください。

- □ **肌や髪の乾燥が気になる**
- □ **手足が冷えやすい**
- □ **眠りが浅く、夜中に何度も目が覚める**
- □ **便秘がち**
- □ **肩こり、腰痛、生理痛のうち、どれかひとつをもっている**
- □ **ストレスを受けると、不安と心配で心がいっぱいになる**
- □ **集中力が続かず、考えがあちこちに飛ぶことが多い**

＜チェックの結果＞

【0個】乱れなし　ヴァータの乱れはありません。

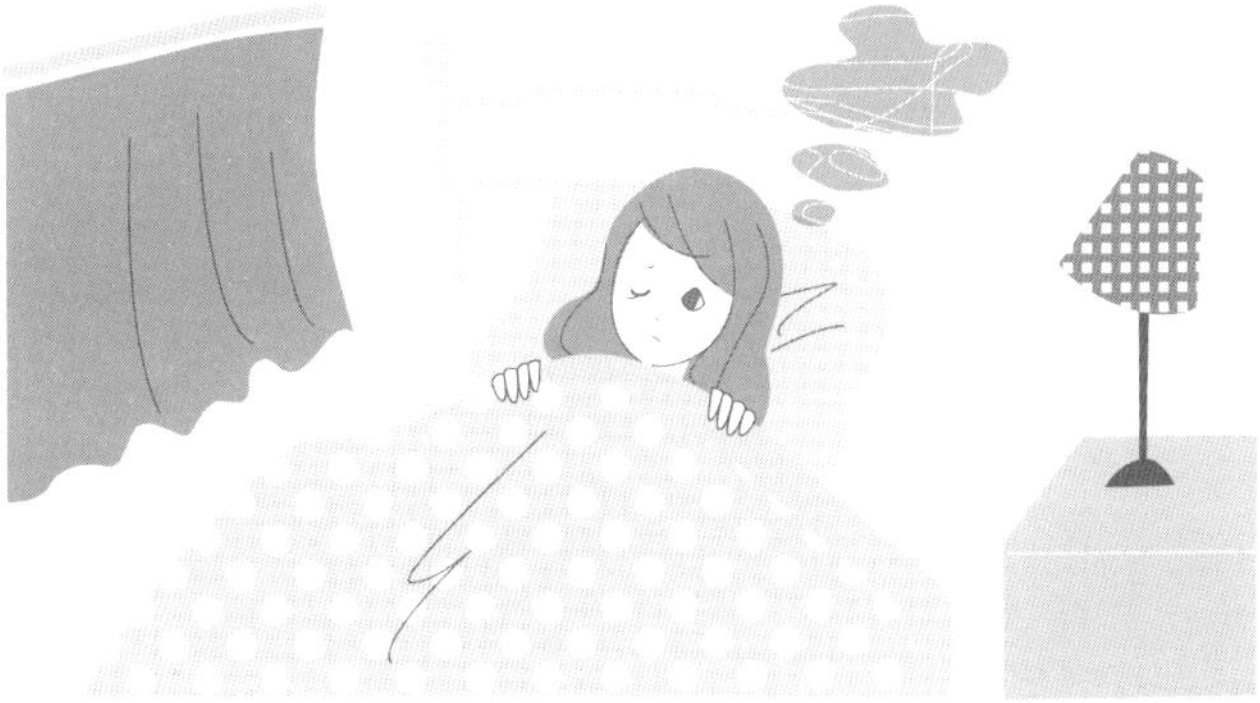

【1～4個】黄信号！　ヴァータが乱れて増えつつあります。
本書を参考にして、できることを始めてみてください。
【5個以上】赤信号！　ヴァータが乱れてだいぶ増えています。
本書を参考にして生活全般を見直しましょう。次のアドバイスも参考にしてください。

ヴァータが乱れているときのアドバイス

＊食事はなるべく決まった時間に、朝昼夜きちんととりましょう
＊温冷浴や半身浴、おうちサウナで体を温めましょう
＊オイルマッサージで体を温めましょう
＊冷たい食べ物や飲み物は控えましょう
＊アロマテラピーや音楽でリラックスを心がけましょう
＊夜はなるべく早くベッドに入り、ゆっくり体を休めましょう

ピッタの乱れをチェック！

ピッタのバランスがくずれていないか、あなたのピッタの乱れを調べましょう。当てはまる項目にチェックを入れてください。

□顔がほてったり、赤くなりやすい
□汗が出て困ることがある
□目が充血しやすい
□下痢をしやすい
□口内炎、痔、皮膚の炎症のうち、どれかひとつをもっている
□ストレスを受けると、怒りの感情をいつまでも引きずる
□人の欠点が目についてイライラすることが多い

＜チェックの結果＞
【0個】乱れなし ピッタの乱れはありません。

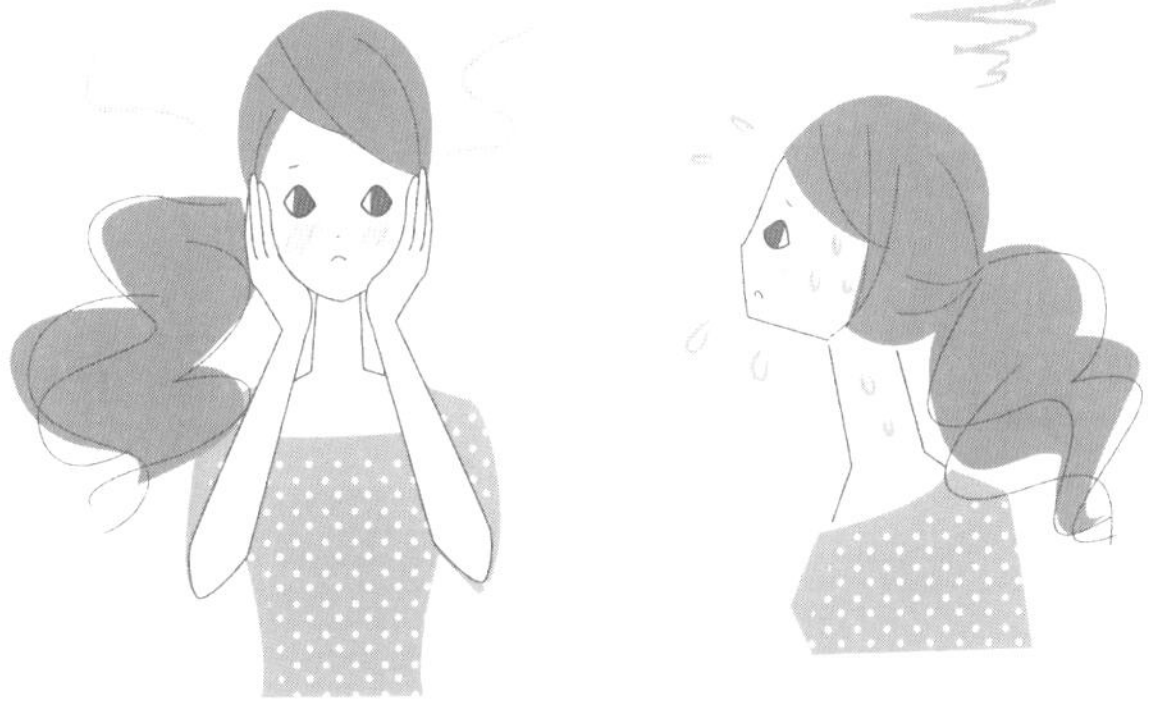

【1〜4個】黄信号！　ピッタが乱れて増えつつあります。本書を参考にして、できることを始めてみてください。
【5個以上】赤信号！　ピッタが乱れてだいぶ増えています。本書を参考にして生活全般を見直しましょう。次のアドバイスも参考にしてください。

ピッタが乱れているときのアドバイス

＊昼間の暑い時間帯に外を動き回るのは避けましょう
＊消化がよくて水分が多い食べ物（スイカやメロンなど）をとりましょう
＊刺激のある辛い食べ物は控えましょう
＊食べすぎないように、腹八分目を心がけましょう
＊胃に負担をかけるアルコールやコーヒーはほどほどに
＊野山に出かけて自然にふれるなど、穏やかな時間を大切にしましょう

カパの乱れをチェック！

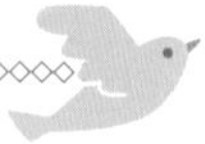

カパのバランスがくずれていないか、あなたのカパの乱れを調べましょう。当てはまる項目にチェックを入れてください。

□体のむくみ、だるさ、脂浮きが起こりやすい
□鼻水がよく出る。鼻がよく詰まる
□最近、体重が増えた
□油もの、甘いもの、乳製品をよく食べる
□鼻炎、せき・たん、口の中が粘るのうち、どれかひとつをもっている
□ストレスを受けると、何も言えなくなり、内に引きこもる
□動くのがおっくうだったり、変化を面倒に感じることがある

＜チェックの結果＞
【0個】乱れなし カパの乱れはありません。

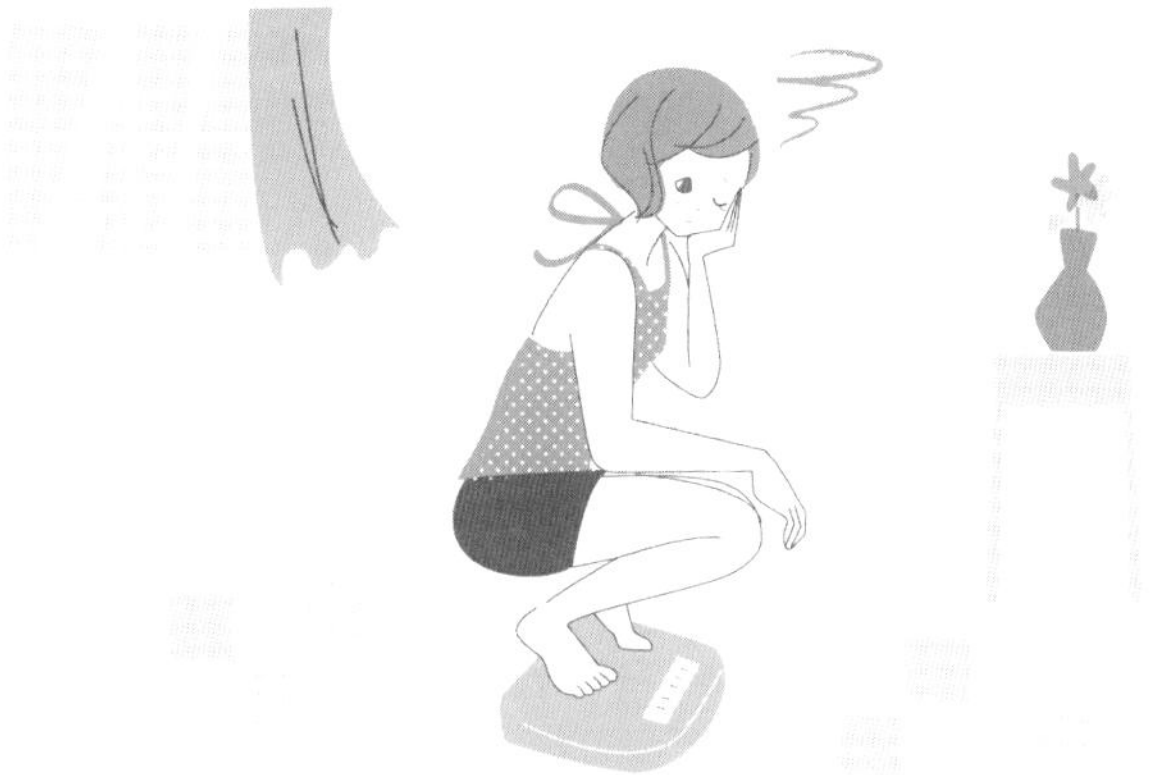

【1～4個】黄信号！　カパが乱れて増えつつあります。本書を参考にして、できることを始めてみてください。
【5個以上】赤信号！　カパが乱れてだいぶ増えています。本書を参考にして生活全般を見直しましょう。次のアドバイスも参考にしてください。

カパが乱れているときのアドバイス

＊寝すぎに注意して、日中はできるだけ活動的に過ごしましょう
＊朝は熱めのシャワーか温冷浴をして、体を冷やさないようにしましょう
＊朝のヨーガ、または散歩をしましょう
＊朝食は軽くするか抜いて、夕食は早い時間に軽めにとりましょう
＊冷たいもの、油っぽいものを避け、温かくてスパイシーな食べ物をとりましょう
＊アロマテラピーを楽しみましょう

もって生まれたエネルギーバランスを生きる

もって生まれたヴァータ、ピッタ、カパのエネルギーのバランスは、ひとりひとり違います。その個人差、その人らしさを「プラクリティ」と呼び、アーユルヴェーダではとても大切にしています。

もって生まれた「プラクリティ」のままに、バランスをととのえて生きることができれば、健康に幸せに生きることができるというのが、アーユルヴェーダの考え方です。

3つのエネルギーのバランスはひとりひとり違うので、タイプは人の数だけあることになりますが、大きく分けると次の3つになります。

・ヴァータが乱れて増えやすい「ヴァータタイプ」
・ピッタが乱れて増えやすい「ピッタタイプ」
・カパが乱れて増えやすい「カパタイプ」

それぞれを簡単に説明しましょう。

＊ヴァータタイプ

スリムで機敏な印象です。肌と髪はどちらかといえば乾燥気味、手足は冷え気味です。早口で、睡眠時間が短くても平気な人です。

ヴァータのバランスがとれているときは、行動力があって、明るく活発、頭の回転も速く、創造力も豊かです。バランスがくずれると、不安が強くなり、緊張しやすくなります。衝動的になって、集中力もなくなり、うつ的な傾向が出てきます。

＊ピッタタイプ

中肉中背でスタイルがよく、温かくてやわらかい輝きのある肌、細くてやわらかい髪の持ち主です。

ピッタのバランスがとれているときは、情熱的で知的、勇気があって、チャレンジ精神旺盛なリーダーに向くタイプです。バランスがくずれると、短気で怒りっぽく、何かと批判的になります。完璧主義傾向が強まって他人のミスが許せなくなります。

＊カパタイプ

体格がよくてグラマー、大きな目と長いまつげ、黒くつやのある髪、色白でしっとりした肌の持ち主です。

カパのバランスがとれているときは、穏やかで寛大、献身的で慈愛に満ちています。落ち着きがあって辛抱強く、着実に物事をやりとげます。バランスがくずれると、物事にこだわるようになり、思考が鈍くなって大ざっぱになります。活動意欲がなくなって、うつ状態になることもあります。

パンチャカルマとアーマ・パーチャナ

＊パンチャカルマ

乱れて増えたヴァータ、ピッタ、カパを放っておくと、それらはやがて毒素となり、体や心にたまっていきます。そして、体や心をむしばみ、全身に散らばって、最終的に病気を引き起こすと考えられています。

たまってしまった毒素を浄化して、ヴァータ・ピッタ・カパのバランスをととのえるアーユルヴェーダの代表的な治療法に、「パンチャカルマ」があります。「パンチャ」とは5、「カルマ」は行為の意味で、中心となる処置に5つの方法があることから、こう呼ばれています。

パンチャカルマは、アーユルヴェーダの医師の処方で行なう本格的な治療法で、本場のインドでは、10日から長い場合は1か月以上かかることも。

浄化（デトックス）することで、もともと備わっている自然治癒力を呼び起こすもので、病気の治療や予防だけでなく、アンチエイジングの効果も期待できます。

実際の治療はまず、ギーを飲んだり、オイルマッサージなどで、消化管や皮膚に毒素を分泌させやすくします。

そうやって出てきた毒素を、経鼻《けいび》法(鼻から出す)、催吐《さいと》法(口から出す)、瀉下《しゃげ》法(小腸から出す)、瀉血《しゃけつ》法(皮膚から出す)、浣腸法(肛門から出す)の5つの方法で、徹底的に排泄させます。その後、徐々に体を元の生活に戻していきます。

＊アーマ・パーチャナ

実際のパンチャカルマの前には、「アーマ・パーチャナ」と呼ばれる浄化法を3〜10日間行なって、消化されずに残っている毒の消化をうながします。

アーマ・パーチャナは、おうちで自分でできるメニューですから、ぜひ行なってみてください。まずは、集中して1週間続けてみましょう。確実に体が変わってきます。

おうちでできる
アーマ・パーチャナ
10のメニュー

❶白湯を飲む
❷プチ断食をする
❸朝と夜の食事は少なめにし、夕食は早めにすませる
❹消化をうながすショウガやスパイスなどを積極的にとる
❺全身のオイルマッサージをする
❻ガルシャナをする
❼ごま油で点鼻をする
❽ごま油でうがいをする
❾ごま油で歯ぐきをマッサージする
❿ギーを点眼する

アーユルヴェーダ関連商品の問合せ先

アヴェダ

自然界由来成分にこだわった化粧品ブランド。アーユルヴェーダ由来処方の「インヴァティ」のシャンプーとコンディショナーは特にオススメ。ネット販売あり。

tel : 03-5251-3541　http://www.aveda.co.jp/

アムリット

本文掲載の手作りギー（p.37）のほか、オイル、ハーブ、スパイス、タングスクレイパーなど、アーユルヴェーダの商品をたくさん扱っています。ネット販売あり。

tel : 0120-65-8631　http://www.amrit.jp/

ヴォルドウィン

アロマテラピーの本場・イギリスで165年以上の歴史をもつ良質な香りの精油を、直営の日本語サイトから購入することができます。ネット販売あり。

tel : 03-5701-5572　http://www.baldwins.co.jp/

エンハーブ

ハーブの専門店。「植物の力をできる限り手を加えずに」をモットーに、全国35の直営店舗で生命力あふれるハーブを提供しています。ネット販売あり。

tel : 0120-184-802　http://www.enherb.jp/

生活の木

ハーブ・アロマテラピーの専門店。全国に直営店115店舗があり、スクールやセミナーも多数開催しています。ネット販売あり。

東京都渋谷区神宮前6-3-8

tel : 0120-175082　http://www.treeoflife.co.jp

FLORA

タングスクレイパー（p.78）、ジャラネーティーポット（p.80）、アーユルヴェーダアロマオイル（p.85）などさまざまな製品を扱っています。ネット販売あり。

tel : 077-562-9370　http://www.flora.co.jp/

仲善

ウコンやフィファチ（長コショウ）など、沖縄のスパイスや健康食品を扱っています。ネット販売あり。

沖縄県南城市知念字知念 1190

tel : 098-949-1188　http://www.nakazen.co.jp/

日本ナチュラルヒーリングセンター

本書の著者・西川眞知子が主宰する団体。ガルシャナ用絹手袋（p.52）、マッサージ用ごま油（p.43）など、厳選されたアーユルヴェーダグッズを取り扱っています。ネット販売あり。

tel : 03-6228-6778　http://www.jnhc.co.jp/

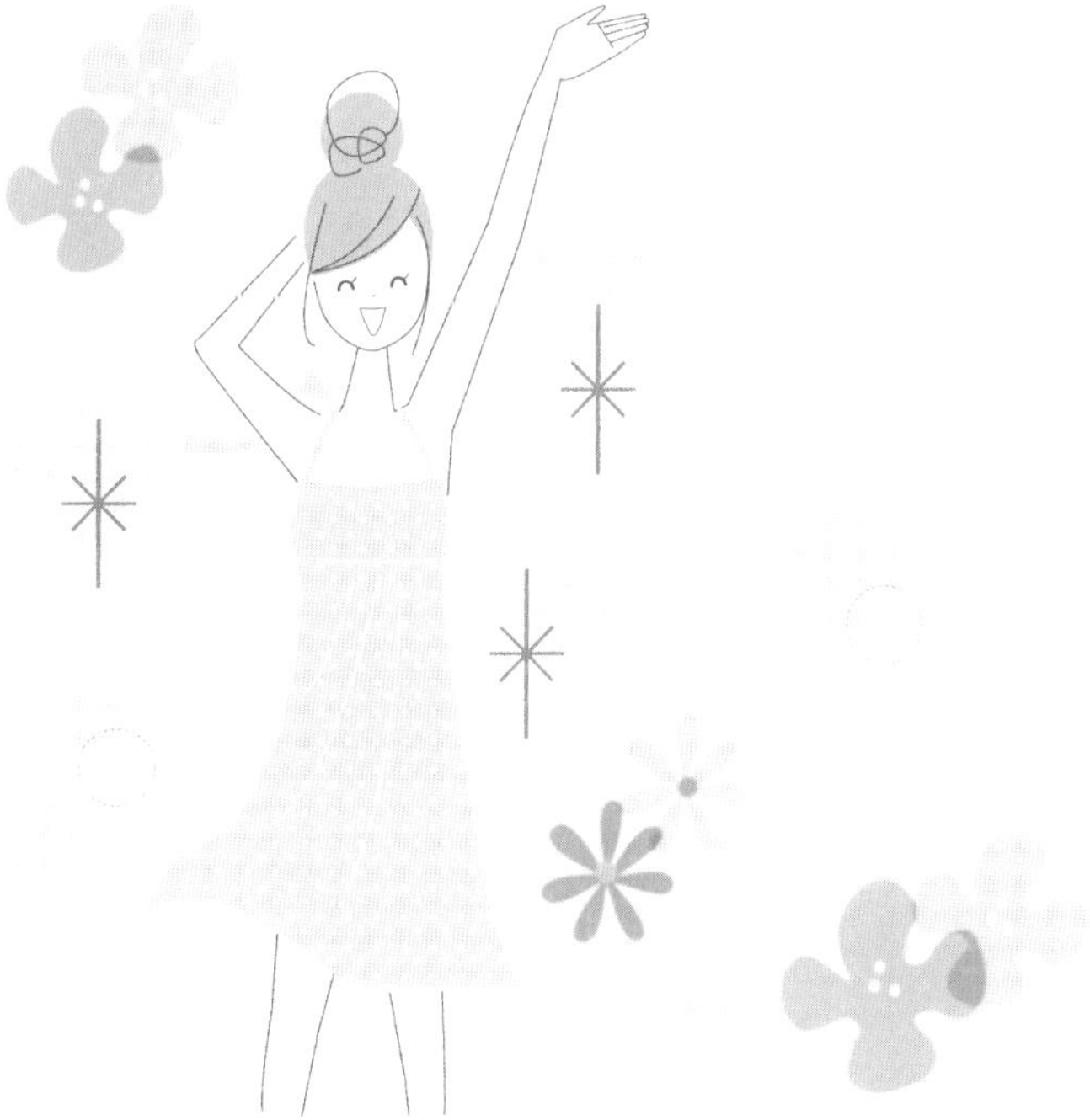

アーユルヴェーダの治療が受けられるクリニック

浦田クリニック

統合医療外来で、月に2回、アーユルヴェーダの上馬場和夫医師による診療が受けられます。要予約。

富山県魚津市本江1-26

tel : 0765-22-5053　http://www.hospy.jp/clinic.html

ハタイクリニック

日本では唯一、インド政府認定アーユルヴェーダ医師のトリートメント・デザイン、カウンセリングが受けられます。

東京都目黒区中町2-47-22 統合医療ビル

tel : 03-3719-8598　http://www.hatai-clinic.com/

マハリシ南青山プライムクリニック

マハリシ・アーユルヴェーダの認定医である蓮村誠医師による診察が受けられます。美容プログラムも充実しています。

東京都港区南青山1-15-2

tel : 03-5414-7555　http://www.hoyurishikai.com/

アーユルヴェーダの施術が受けられるサロン

生活の木 アーユルヴェーダサロン アーユシャ　原宿表参道店

本場スリランカのドクターの指導のもと、シローダーラー、頭・背中・足などの本格的なトリートメントなどが受けられます。

東京都渋谷区神宮前6-3-8 Tree of life 4F

tel : 03-3409-1807　http://www.treeoflife.co.jp

アーユルスペース楽

薬用オイルを用いたアーユルヴェーダの施術が受けられます。西洋医学のクリニックと連携している治療院で、ほかに鍼灸・整体、ヨーガレッスンもあります。

東京都港区元麻布3-12-44　コンド十番館B1

tel : 03-5414-3276　http://www.rakuclinik.com/

アヴェダ ライフスタイル サロン＆スパ 南青山店

アーユルヴェーダに基づく独自のアプローチで、心身に関するカウンセリングをもとに、ヘッドスパやフェイシャル、ボディトリートメントなどのメニューが受けられます。

東京都港区南青山5-5-21

tel : 03-5468-5550　http://www.aveda-flagship.com/

サトヴィック

決まったメニューはなく、二十数種類の施術メニュー、30種類の薬用オイルなどを組み合わせて、その人にあった本格的な施術をしてくれます。

神奈川県川崎市宮前区宮崎1-12-25-102

tel : 080-4476-4976　http://satvik.jp/

たかの友梨ビューティクリニック（クレオパトラ館）

たかの友梨ダイエットホテル・クレオパトラ館では、2人の施術者によるオイルマッサージやシローダーラーなどが受けられます。

tel : 03-3481-1107　http://www.takanoyuri.com/index.html

PRAVA

英国アーユルヴェーダカレッジ認定セラピストによるオイルトリートメントが、個人にあったメニューで受けられます。

東京都渋谷区代々木1-53-4　奨学会館別館4階

tel : 03-6426-2441　http://www.prava.jp/

アーユルヴェーダが学べるスクール

日本ナチュラルヒーリングセンター

本書の著者・西川眞知子が主宰する団体。おうちアーユルヴェーダや、ヨーガ、チベット体操など、初めての方から、インストラクターやセラピストを目指す方まで、多彩なセミナーやクラスが用意されています。

東京都中央区銀座1-20-5　清和ビル7階

tel : 03-6228-6778　http://www.jnhc.co.jp/

参考文献
『これ1冊できちんとわかるアーユルヴェーダ』西川眞知子（マイコミ）
『アーユルヴェーダ入門』上馬場和夫・西川眞知子（地球丸）
『インドの生命科学　アーユルヴェーダ』上馬場和夫・西川眞知子（農文協）
『心と体によく効くインド健康術』上馬場和夫・西川眞知子（河出書房新社）

イラスト　碇優子
デザイン　佐久間麻理
執筆協力　熊谷由香理

イラストで解《わか》る おうちで毒出《どくだ》し！アーユルヴェーダ

著者　西川眞知子《にしかわまちこ》

発行所　株式会社二見書房
東京都千代田区三崎町2-18-11
電話　03（3515）2311〔営業〕
03（3515）2313〔編集〕
振替　00170-4-2639

印刷・製本　図書印刷株式会社

落丁・乱丁本はお取り替えいたします。
定価・発行日はカバーに表示してあります。

ISBN978-4-576-12132-1
http://www.futami.co.jp